COLEÇÃO

Vida Saudável

Como Controlar o Colesterol

Universo dos Livros Editora Ltda.
Rua Haddock Lobo, 347 12ºandar Cerqueira César
CEP: 01414-001 São Paulo SP
Telefone: (11) 3217-2603 Fax: (11) 3217-2616
www.universodoslivros.com.br
e-mail: editor@universodoslivros.com.br
Siga-nos no Twitter: @univdoslivros

DRA. ANJALI ARORA

COLEÇÃO
Vida Saudável
Como Controlar o Colesterol

São Paulo
2011

UNIVERSO DOS LIVROS

Diretor-Editorial
Luis Matos

Assistente-Editorial
Noele Rossi
Talita Gnidarchichi

Tradução
Felipe Vieira

Arte
Fabiana Pedrozo
Stephanie Lin

Capa
Zuleika Iamashita

Dados Internacionais de Catalogação na Publicação (CIP)
(Câmara Brasileira do Livro, SP, Brasil)

A769c Arora, Anjali.

Como controlar o colesterol / Dr. Anjali Arora; tradução de Felipe Vieira. – São Paulo : Universo dos Livros, 2011.
96 p. – (Coleção Vida Saudável, 1)

Tradução de: 5 Steps to understand Cholesterol

ISBN 978-85-7930-186-5

1. Saúde. 2. Corpo. 3. Alimentação. I. Título. II. Série

CDD 616.1

Sumário

Coles... o que?

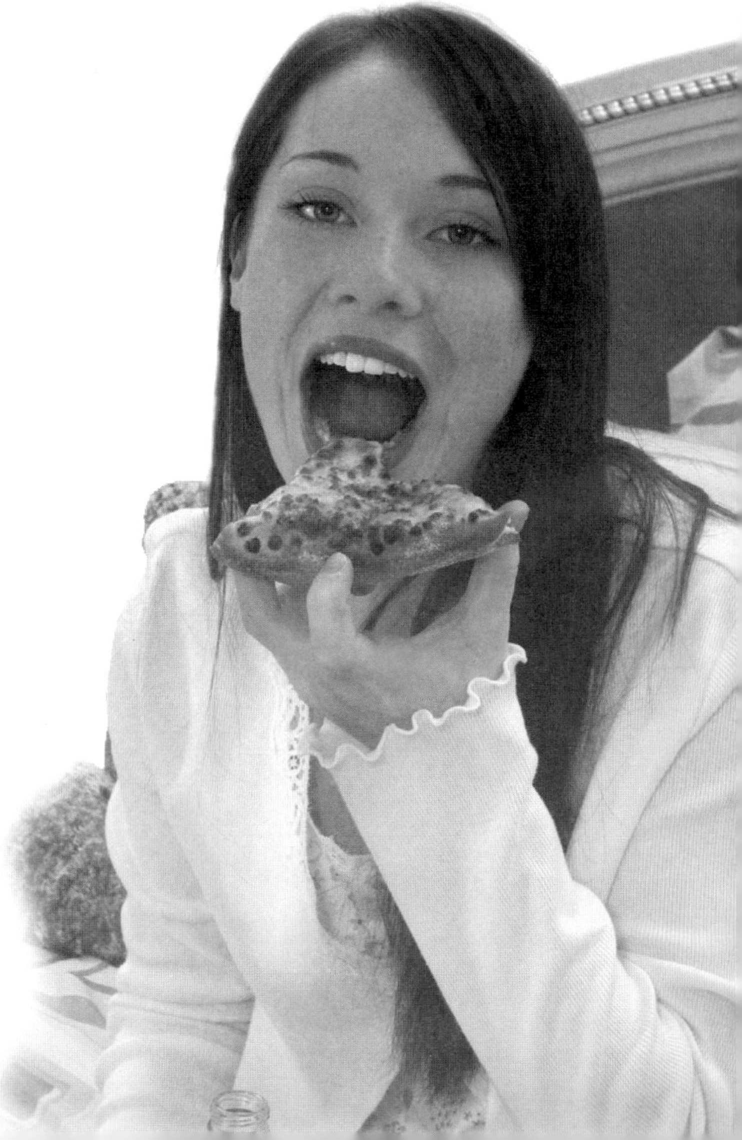

O **colesterol** é uma substância química branca parecida com uma cera e que é muito importante para o funcionamento de todas as células do seu corpo. O colesterol também ajuda na produção de vitamina D e de vários hormônios, como o cortisol e os hormônios do sexo.

Quando o colesterol no sangue aumenta além dos níveis desejados, aumenta também o risco de sofrer um derrame, infarto ou outras doenças cardiovasculares.

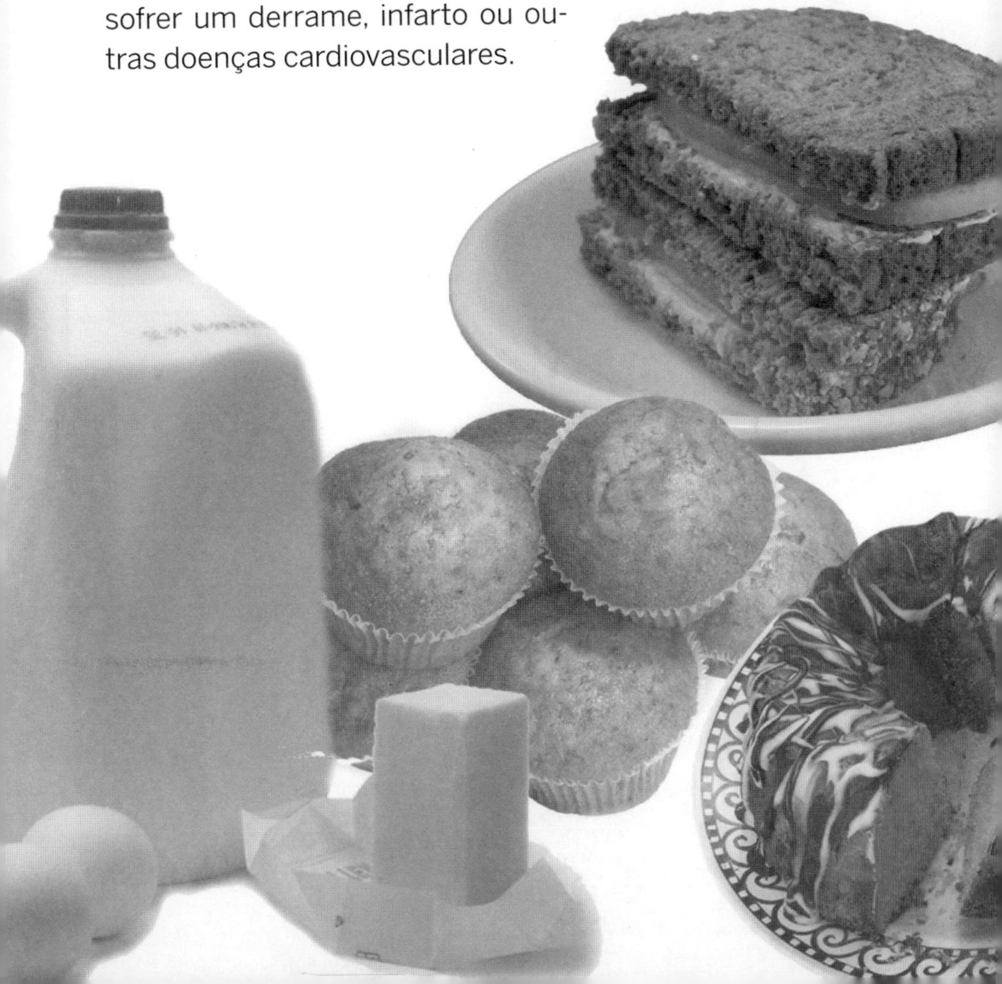

Teste o seu COLESTEROL

Dieta

✔ ✘ Você ingere frequentemente frituras ou alimentos ricos em colesterol, como queijo, manteiga e ovos.

✔ ✘ Você regularmente adiciona molhos aos alimentos que ingere.

✔ ✘ Você ingere preparados de carne.

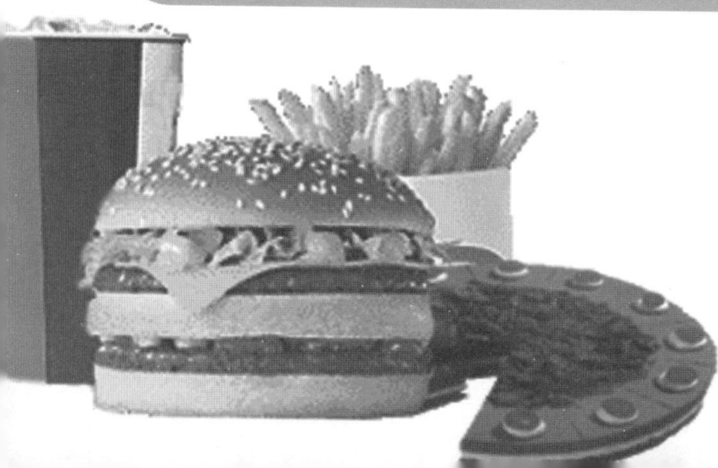

Vícios

✔ ✘ Você é fumante.

✔ ✘ Você não consegue parar de fumar.

✔ ✘ Você masca tabaco.

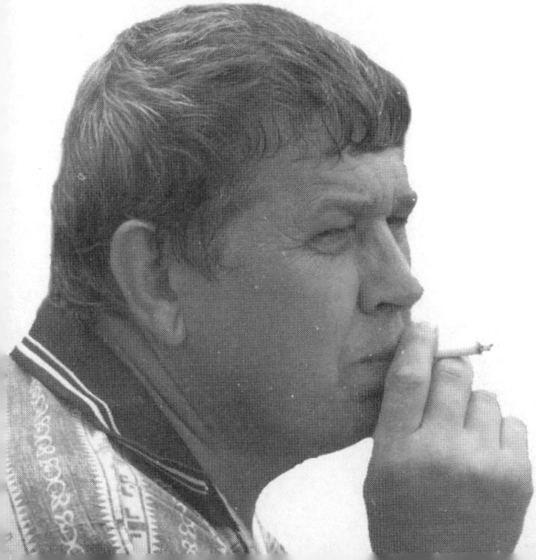

Estilo de vida

✔ ✖ Você está acima do peso e ingere muitos alimentos salgados.

✔ ✖ Sua pressão sanguínea é maior que 120/80 mmHg.

✔ ✖ Você se exercita menos que três vezes por semana.

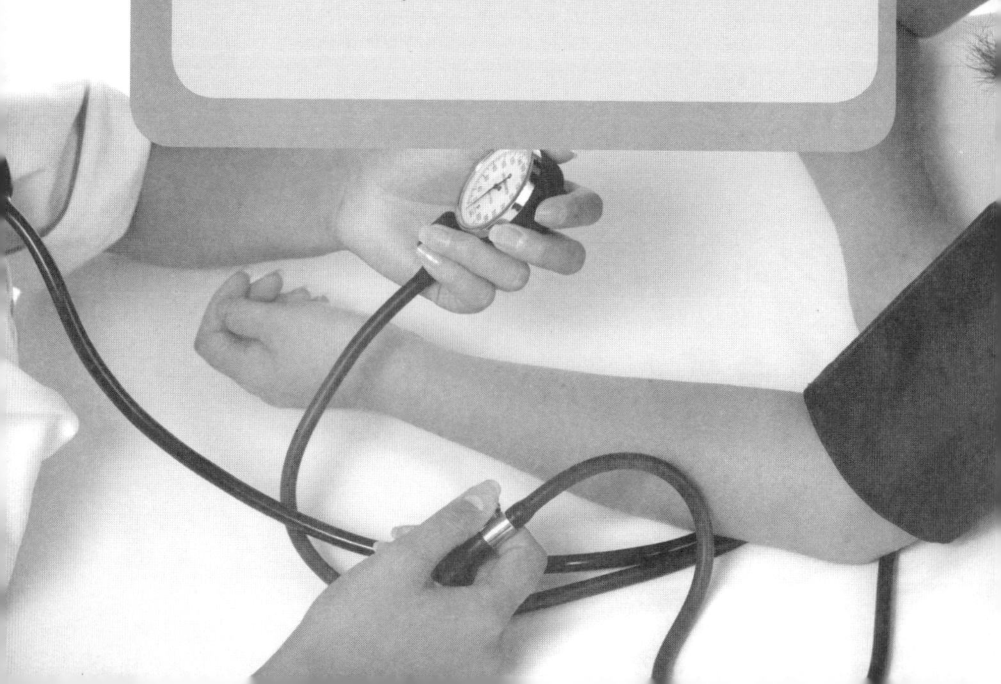

Histórico Familiar

✔	✘	Você sofre de diabetes ou possui histórico familiar de diabetes.
✔	✘	Um de seus pais ou irmãos já teve derrame ou infarto, ou desenvolveu diabetes antes dos 50 anos.

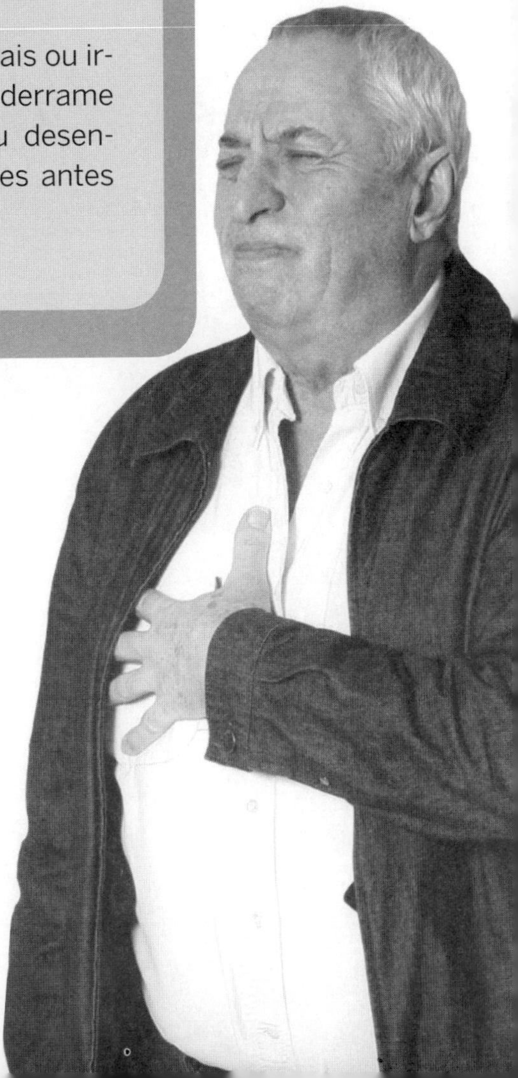

Outros fatores de risco

✔ ✘ Você é mulher perto da menopausa e toma pílulas.

✔ ✘ Você toma mais de duas xícaras de café por dia.

✔ ✘ Você consome uma grande quantidade de álcool por dia.

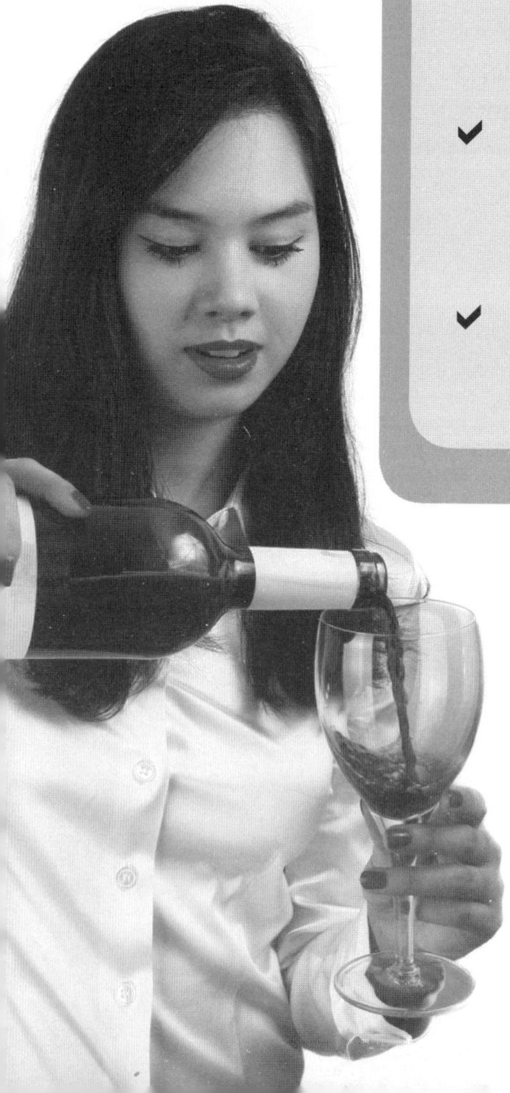

Quanto maior a quantia de "sins" nas questões anteriores, maior será o risco de possuir colesterol alto, desenvolver doenças do coração ou sofrer um derrame.

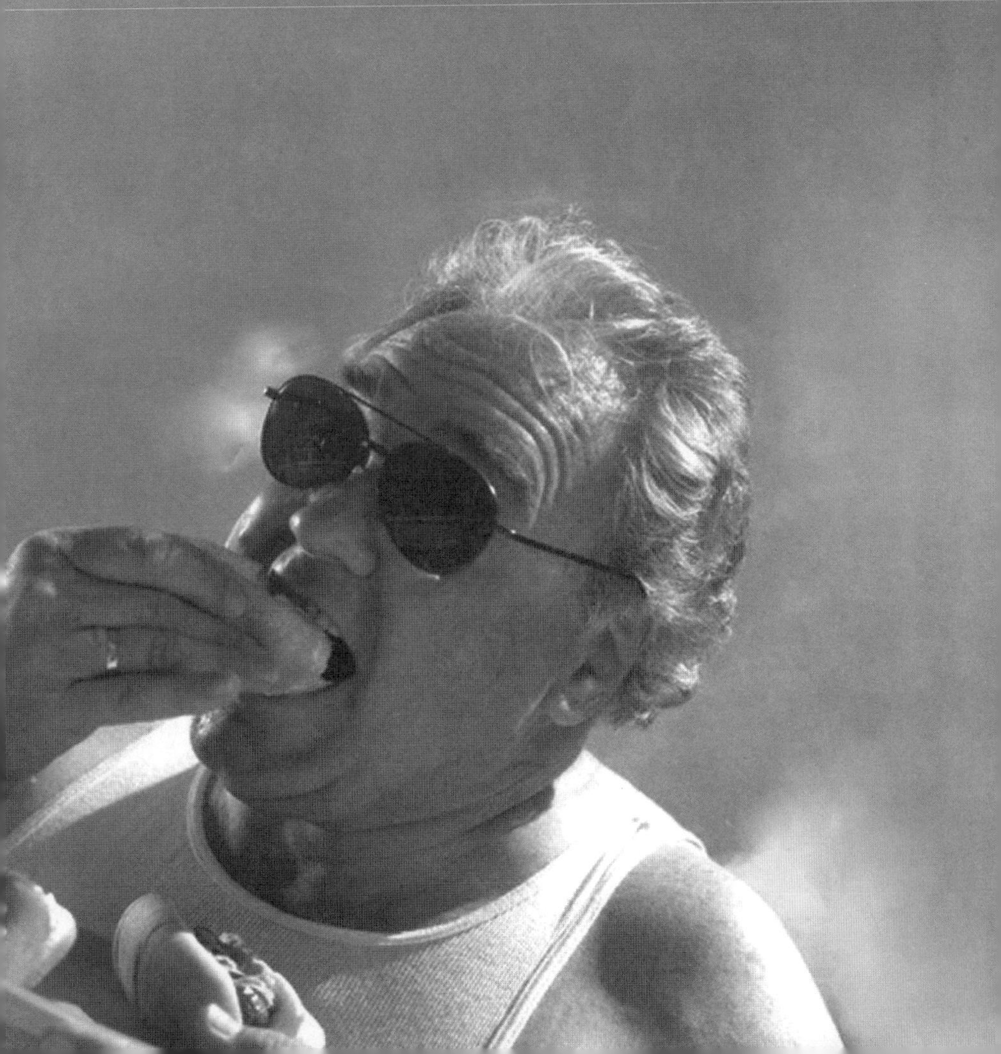

Entenda o Colesterol

O colesterol é produzido por nosso organismo e também é ingerido por meio de alimentos como manteiga, gema do ovo e carnes.

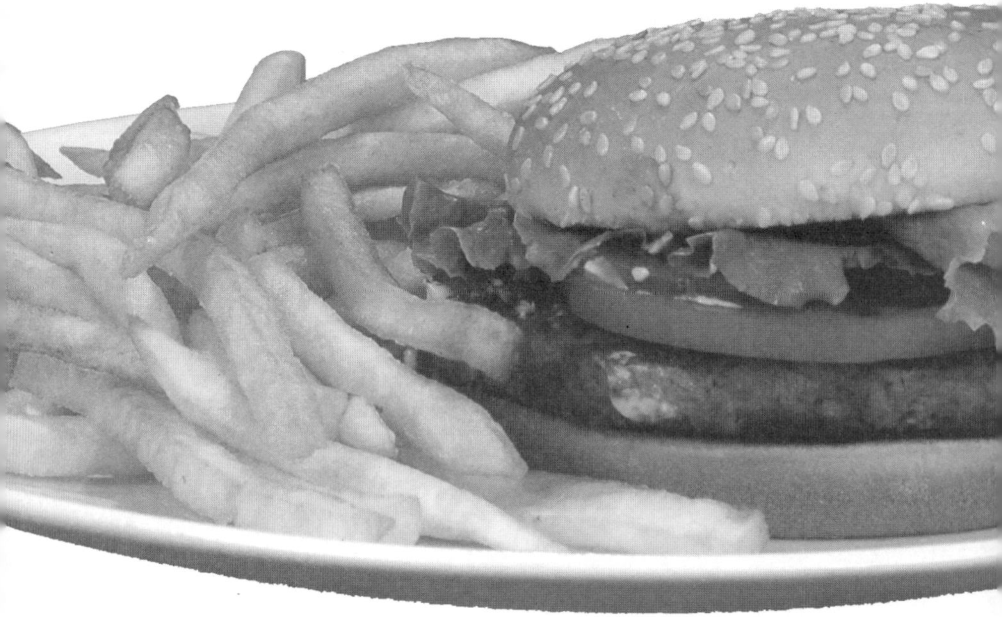

O **fígado** produz a maior parte do colesterol do corpo, e é este colesterol que ajuda a transportar a gordura para as partes do organismo que precisam dela para energia ou para armazenamento, como os quadris ou a barriga.

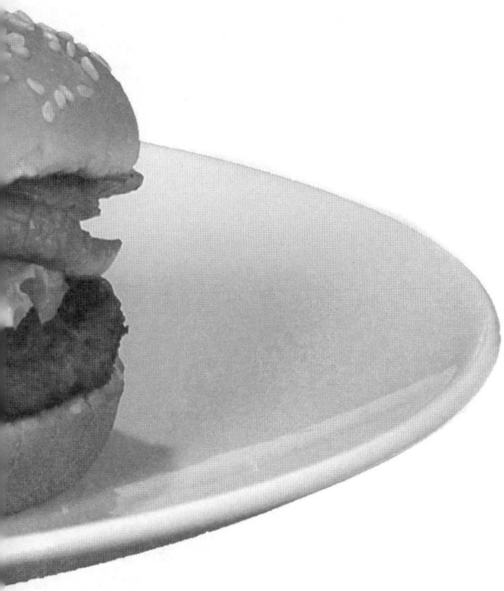

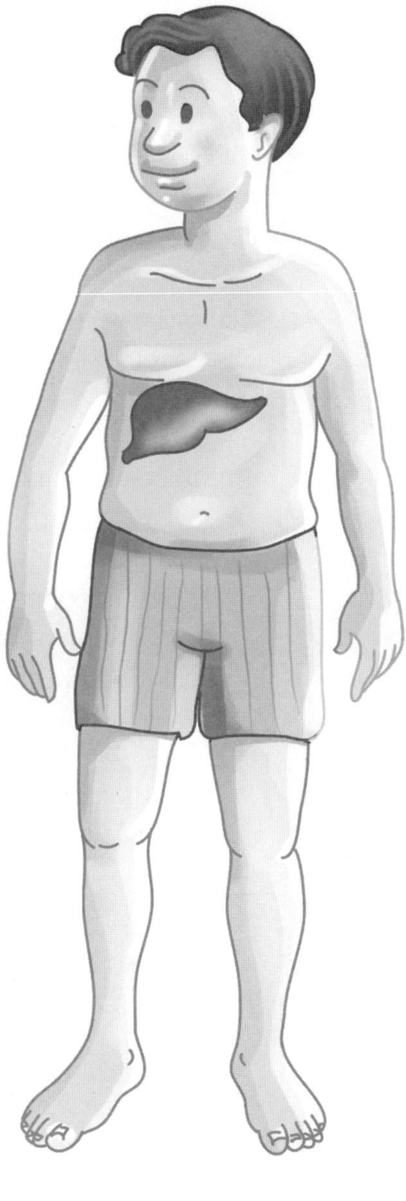

Tipos de Colesterol

O fígado deposita o colesterol em pacotes chamados lipoproteínas, que são feitos de lipídios (gordura e colesterol) e proteínas. Esses pacotes possuem diferentes tipos.

- LDL-C: lipoproteína de baixa densidade, é o mau colesterol.
- HDL-C: lipoproteína de alta densidade, é o bom colesterol.
- VLDL-C: lipoproteína de densidade muito baixa.
- Triglicerídeos: um tipo de gordura ingerida.
- Lp(a): o pior tipo de colesterol.

Colesterol LDL

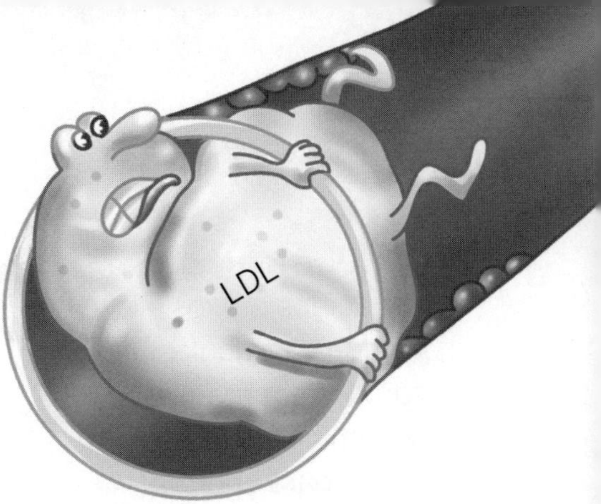

Transporta o colesterol do fígado para todas as células do corpo. Se o colesterol disponível é maior que o necessário, então o LDL vai circular pela corrente sanguínea e acabar depositado nas paredes internas das artérias. É chamado de "mau colesterol" porque pode causar bloqueio da artéria e insuficiência de suprimento do sangue.

Colesterol HDL

O colesterol HDL, também conhecido como "bom colesterol", viaja pela corrente sanguínea vindo das partes periféricas do organismo até o fígado, trazendo colesterol para ser quebrado.

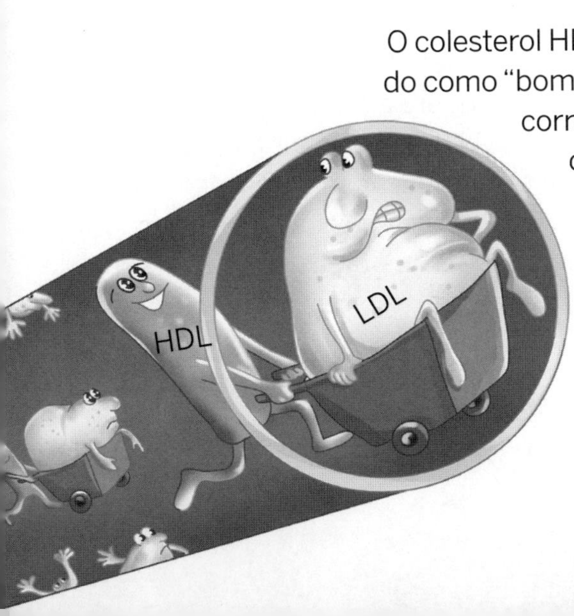

Colesterol VLDL

O VLDL é formado por ácidos graxos e grandes partículas de gordura chamadas quilomícrons. É usado para energia e depósito de gordura.

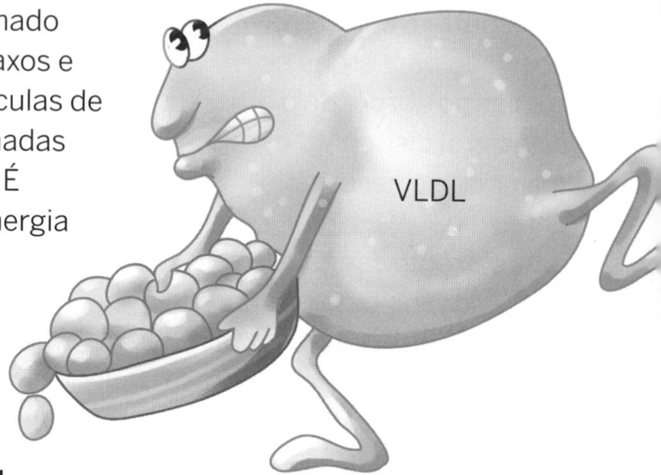

Triglicerídeos

É um tipo de gordura também produzida no fígado. Na nutrição humana, mais de 95% da gordura ingerida é feita de triglicerídeos.

Lipoproteína (a)

A lipoproteína (a), ou Lp(a) é conhecida por ser associada com a incidência de aterosclerose e doença arterial coronariana. A Lp(a) tem mais a ver com os genes do que com a dieta. Identificar sua presença é importante para saber se uma pessoa possui predisposição genética para desenvolver doenças do coração, e assim poder reduzir outros fatores de risco que podem levar a problemas de saúde.

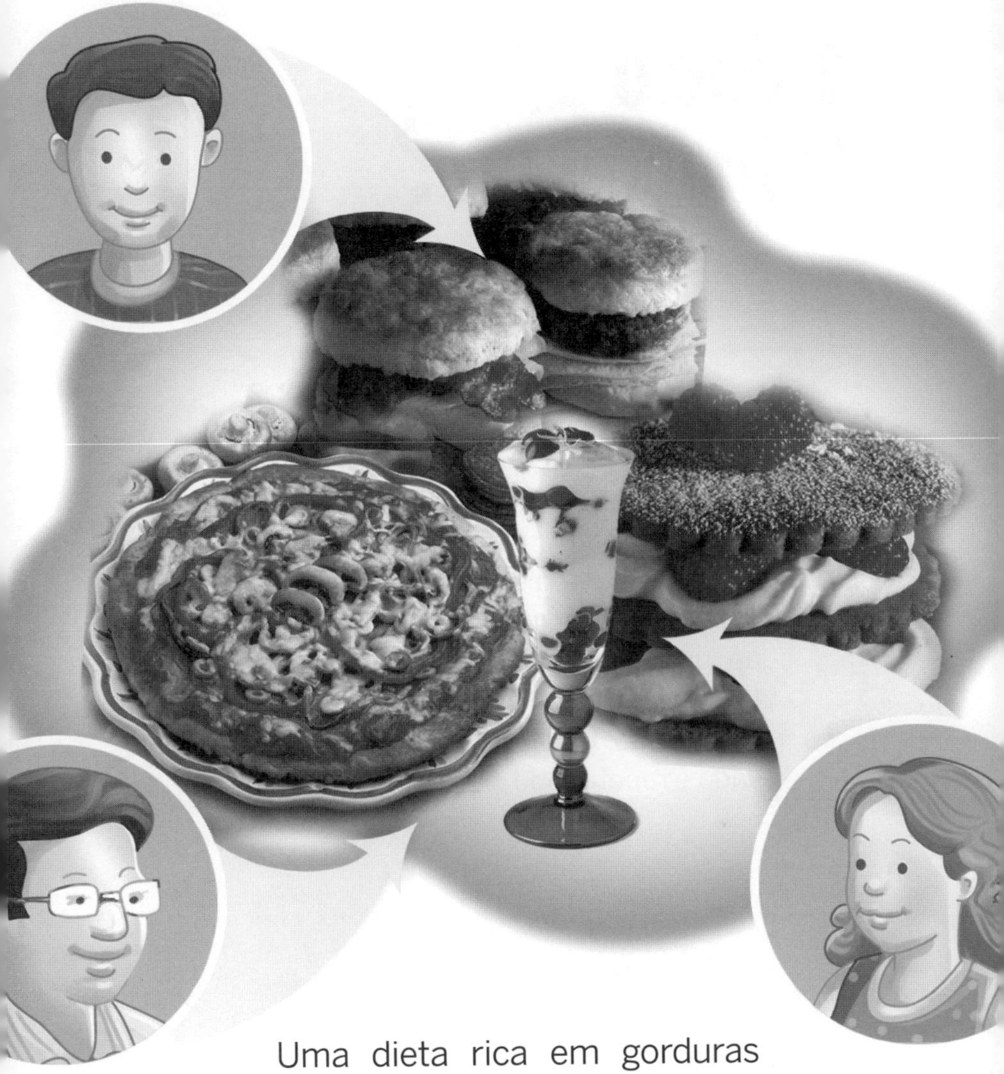

Uma dieta rica em gorduras está associada ao aumento da incidência de aterosclerose, doença arterial coronariana (DAC), obesidade e alguns tipos de câncer.

O que o Colesterol faz?

O colesterol ajuda a transportar a gordura digerida do fígado para o resto do corpo, usando os vasos sanguíneos como se fossem estradas. Depois de cumprir com sua função, o colesterol retorna para o fígado e repete todo o processo de novo.

1

Depois que os alimentos ou a gordura são ingeridos, o bolo alimentar vai para o estômago para então ser digerido e absorvido pelo intestino delgado. A partir daí, a gordura é mandada até o fígado para ser processada e transportada através do corpo.

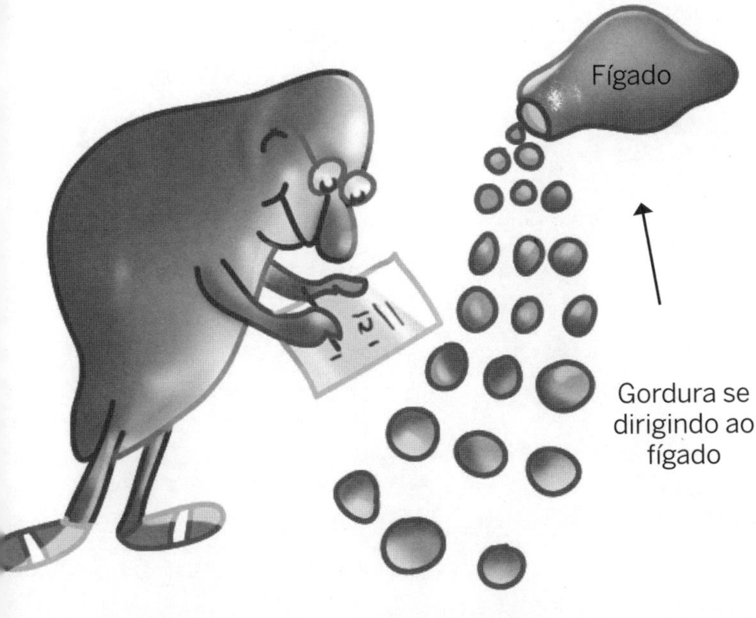

2 O fígado então carrega os VLDLs com gordura, que por sua vez viajam através dos vasos sanguíneos onde descarregam a gordura pelo corpo. Os VLDLs vazios então se tornam LDLs.

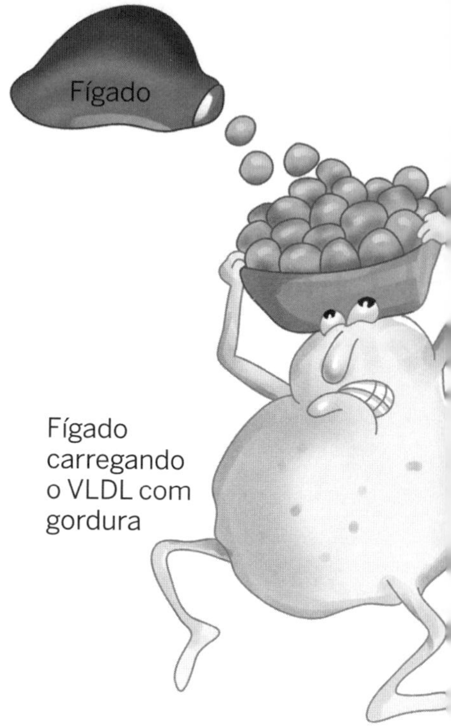

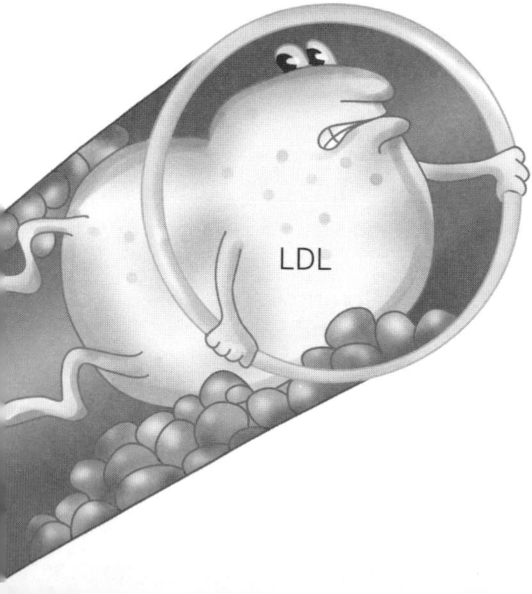

3 Alguns pedaços do LDL podem ficar presos ao longo das paredes dos vasos sanguíneos, deixando-os mais estreitos.

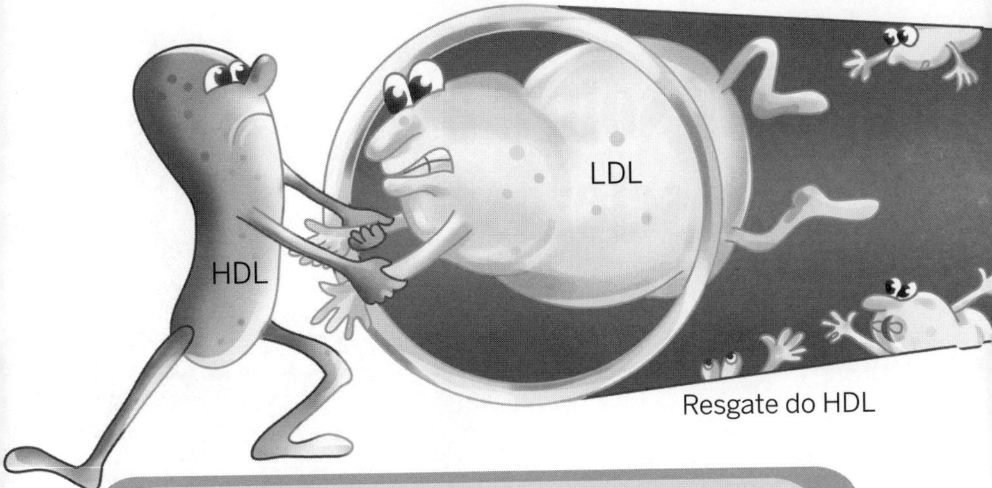

Resgate do HDL

4 O papel dos HDLs é separar os pedaços de LDL que ficam presos nas paredes dos vasos sanguíneos e mandá-los de volta para o fígado. Daí, os pedaços de LDL são reciclados e transformam-se em novos VLDLs ou são quebrados e excretados. Os novos VLDLs recomeçam o processo de transporte.

Quando alguém ingere muita gordura, mais pedaços de LDL podem ficar presos nas paredes dos vasos sanguíneos se não houver HDL suficiente para livrá-los todos. Os vasos sanguíneos podem então ficar bloqueados e resultar num ataque do coração. O ideal seria ter mais HDL no organismo.

Fatos sobre a aterosclerose

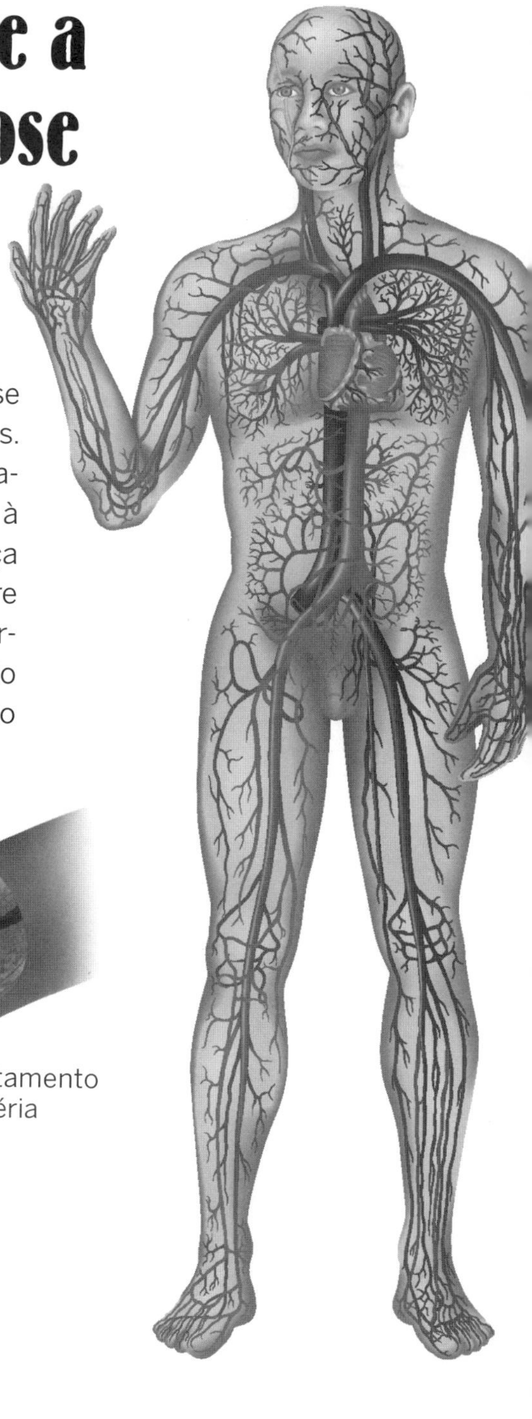

A aterosclerose se forma durante os anos. Ela pode levar à incapacitação ou até mesmo à morte. O nome da doença vem do grego e se refere ao estreitamento das artérias durante um período de tempo por causa do acúmulo de lipídios.

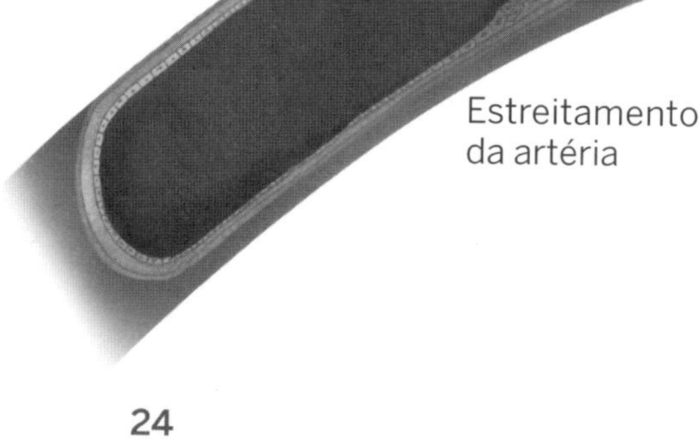

Estreitamento da artéria

Oxidação LDL

O LDL-C é o principal colesterol que faz a mediação entre o colesterol sanguíneo e a aterosclerose. O LDL é modificado por certos processos metabólicos dentro do organismo (por exemplo, oxidação, acetilação e glicosilação), resultando na formação de um LDL aterogênico. A interação desse LDL com monócitos (tipo de célula do sangue) transforma-os em células espumosas que resultam na formação de placas de aterosclerose.

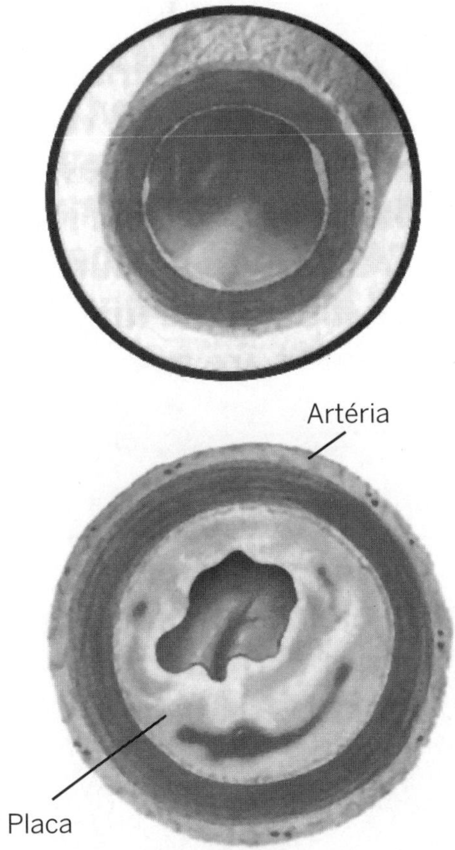

Formação da placa de aterosclerose

Fatos ignorados

Diagnosticar precocemente a aterosclerose é difícil, pois geralmente não há sintomas até que a doença chegue aos estágios mais avançados.

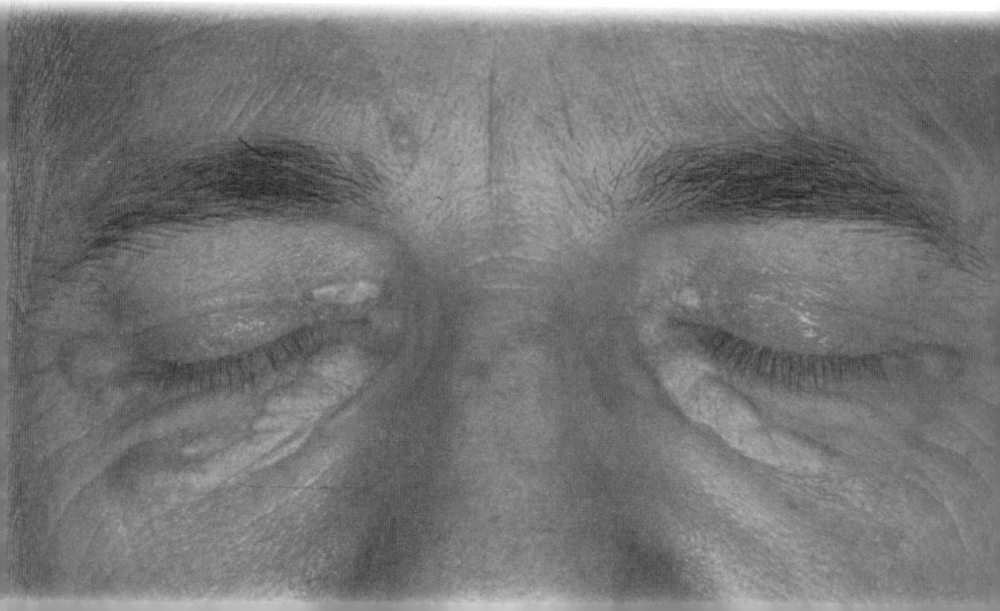

Alta quantidade de lipídios por si só não produz qualquer sintoma. O que leva à doença é o seu envolvimento patológico com as paredes dos vasos ou órgão. Infelizmente, o local da alta de lipídios geralmente passa despercebido. O xantelasma (depósito nas pálpebras dos olhos) e o xantoma (depósito nos cotovelos e outras partes do corpo) nunca são tratados devidamente. Muitas doenças, como a síndrome nefrótica, ateroembolia das artérias renais e o estágio final da doença renal também são resultado da alta de lipídios. A pancreatite também pode ser consequência da alta de triglicerídeos.

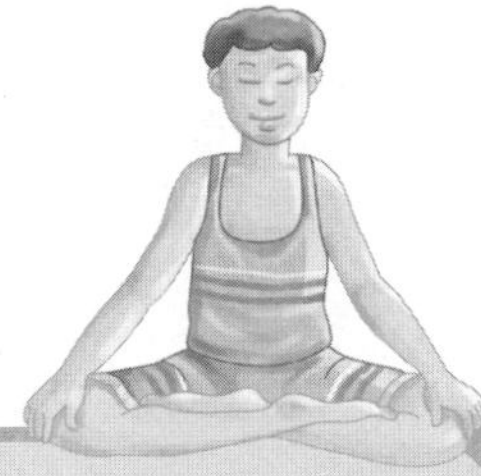

A aterosclerose pode ser prevenida. Seu progresso também pode ser desacelerado eliminando os fatores que causam a doença.

Avalie seu risco

Um exame de sangue simples mostra seu nível total de colesterol e outros lipídios (gordura). Compare o resultado do seu exame com as médias abaixo para determinar seu fator de risco. Um exame de sangue que exija 12 horas de jejum irá medir o LDL, HDL, VLDL, triglicerídeos e Lp(a).

Orientação para o colesterol

Risco médio	**Risco próximo ao alto**	**Risco alto**	**Nível ideal**	**Risco atual**
200 mg/dl	200-239 mg/dl	240 mg/dl	Abaixo dos 170 mg/dl	

Outros lipídios	**Níveis normais**	**Seu nível atual**
HDL	Homens: mais de 40 mg/dl Mulheres: mais de 50 mg/dl	
LDL	Menos de 100 mg/dl	
Triglicerídeos	Menos de 140 mg/dl	
VLDL	Menos de 29 mg/dl	
Lp(a)	Menos de 20 mg/dl	

Lembre-se

Qualquer pessoa que tenha doença arterial coronariana, já sofreu derrame ou possui dois ou mais fatores de risco deve manter seu LDL abaixo dos 70 mg/dl.

Lp(a) – outra importante lipoproteína

Altos níveis de lipoproteína (a) estão associados com alta incidência de aterosclerose e doenças do coração.

Se o seu nível de Lp(a) for maior que 20 mg/dl, o risco de desenvolver aterosclerose pode dobrar.

Um alto nível de LDL-C junto com alto nível de Lp(a) aumenta três a cinco vezes seu risco de aterosclerose.

O Lp(a) indica um problema genético.

O nível de Lp(a) não pode ser alterado através dos hábitos alimentares.

O Lp(a) pode ser reduzido com a ajuda de niacina.

Receptores de LDL

Em 1985, Michael Brown e Joseph Goldstein receberam o prêmio Nobel por seu trabalho sobre os receptores de LDL e o alto colesterol.

Fatos relacionados com os receptores de LDL:

- Algumas pessoas nascem com deficiência de receptores de LDL.
- O organismo das pessoas com essa deficiência tenta compensar produzindo um excesso de LDL, o "mau colesterol".
- Pessoas com estilo de vida estressante, excessivo e sedentário, produzem altos níveis de LDL-C.
- Esse estilo de vida criado por elas acaba reduzindo os receptores de LDL. Tanto nos casos hereditários quanto nos de comodismo, o problema está na redução dos receptores de LDL e a produção de altos níveis de LDL-C no sangue.

O alto nível de colesterol é considerado um dos principais fatores para o depósito de placas e o endurecimento das artérias (aterosclerose). Assim como no ocidente, que possui alto consumo de *junk food*, esse problema está começando a aparecer também na população do sul da Ásia.

O estilo de vida ocidental que inclui estresse, comidas gordurosas e sedentarismo resulta em...

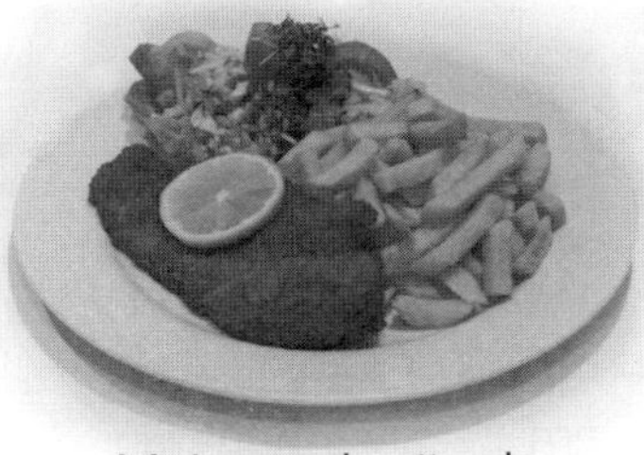

Mais produção de insulina (em razão do consumo de gordura ou açúcares simples).

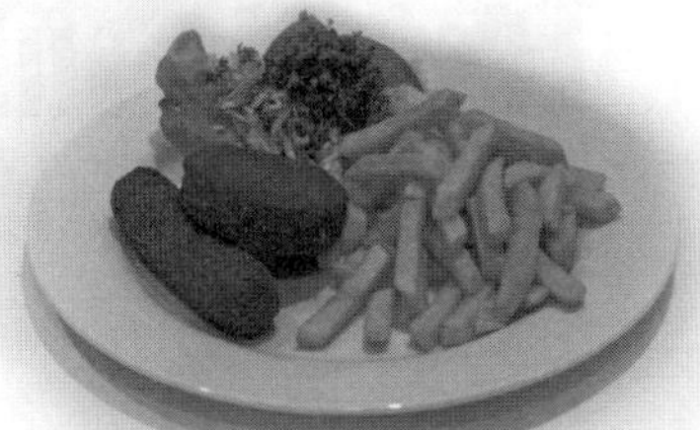

Depósitos de gordura na barriga que resultam em obesidade abdominal.

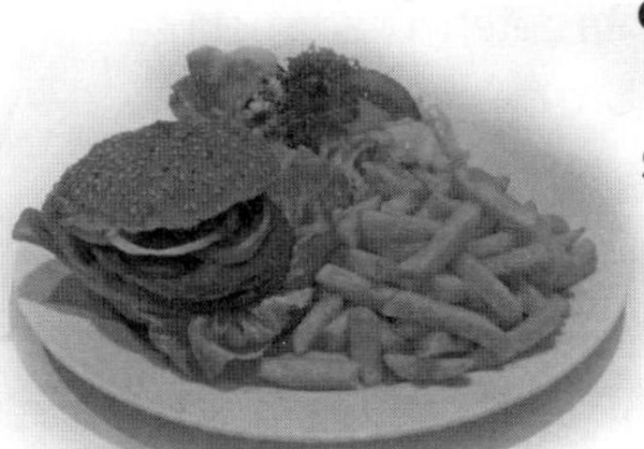

Aumento de resistência à insulina.

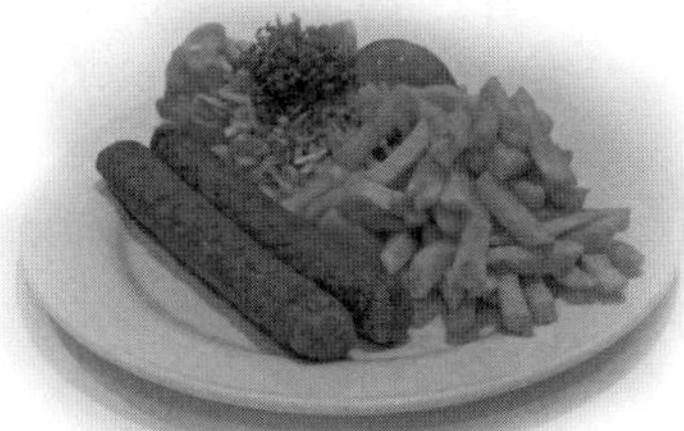

Mais LDL, que gruda nas artérias e causa bloqueios.

O colesterol e o estresse emocional

O estresse emocional libera hormônios como adrenalina, noradrenalina e cortisol, que neutralizam a reação da insulina. O resultado é a demanda por mais insulina. Essa resistência à insulina, a desordem lipídica de baixo HDL, a alta taxa de glicerídeos, a obesidade do tipo maçã e doença arterial coronariana prematura constituem aquilo que é conhecido como Síndrome de Reaven.

Teste de subfração de Lipoproteína

É um teste feito para ajudar a avaliar seu risco de desenvolver a doença arterial coronariana (DAC). Os testes de subfração de lipoproteína do LDL são feitos baseados em seu tamanho, densidade e/ou carga elétrica. As lipoproteínas são partículas heterogêneas que contém moléculas de proteína, colesterol, triglicerídeos e fosfolipídios. Enquanto circulam pelo organismo, várias moléculas são removidas e outras são adicionadas para criar partículas de diferentes composições. As lipoproteínas são formadas de maneira que variam de grandes e esponjosas (possuem grandes proporções de triglicerídeos) até pequenas e densas (possuem grandes proporções de proteína). As partículas densas e pequenas de LDL são consideradas mais propícias para a aterosclerose do que as partículas leves e esponjosas de LDL. A presença de LDL pequeno e denso pode ser uma das razões dos ataques do coração em pessoas que não apresentam nível total particularmente alto de colesterol LDL.

O número de partículas pequenas e densas de LDL e HDL que uma pessoa possui é parcialmente determinado pela genética. Um dos fatores é o sexo: homens tendem a possuir mais partículas pequenas de LDL e HDL do que as mulheres. Mas também está relacionado ao estilo de vida e à condição geral de saúde da pessoa. Certas doenças e condições, como o diabetes e a hipertensão, estão associados com o aumento do nível de LDL pequeno e denso.

O teste de subfração de lipídios é feito fornecendo, em jejum, uma amostra de sangue ao laboratório. Mas, diferente de um exame comum, esse tipo de teste não é pedido regularmente, embora forneça informações úteis para avaliar o risco em pacientes com histórico pessoal ou familiar de doenças coronárias prematuras, especialmente se o nível total de colesterol LDL não for significativamente alto.

O teste de subfração é normalmente feito junto com o teste de perfil de lipídios, mas pode ser pedido como parte de uma avaliação geral dos riscos cardíacos quando uma pessoa possui histórico de doença arterial coronariana (DAC) prematura, especialmente quando ela não apresenta os típicos fatores de risco, como altos níveis de colesterol, LDL, triglicerídeos, baixo nível de HDL, obesidade, sedentarismo, diabetes, hipertensão ou o hábito de fumar.

O teste de subfração do LDL pode ser pedido ocasionalmente para monitorar a eficiência do tratamento que diminui o número de partículas pequenas e densas de LDL.

Apesar de seu componente genético, as subfrações de lipoproteínas podem ser alteradas adotando uma dieta com poucas gorduras saturadas, perdendo o excesso de peso e se exercitando regularmente. O uso de remédios que reduzem os lipídios também podem ajudar a distribuição das subfrações.

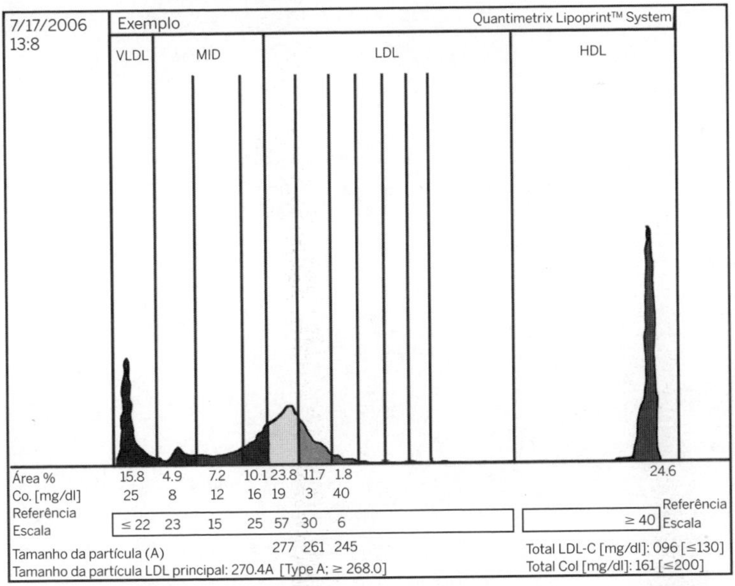

Colesterol HDL

A importância do colesterol HDL-2 e HDL-3 como fatores de risco para a doença isquêmica do coração (DIC) ainda é incerta.

Estudos mostram que partículas grandes e esponjosas de HDL podem prover mais proteção cardíaca do que pequenas partículas de HDL.

O número de partículas de HDL que uma pessoa tem é parcialmente determinado pela genética. Os homens possuem mais partículas pequenas de HDL e LDL do que as mulheres.

Partículas de HDL

As subfrações de HDL (HDL2 e HDL3) parecem estar inversamente associadas à incidência de doença isquêmica do coração.

Açúcar do sangue e lipídios

Você pode saber a quantidade de açúcar em seu sangue quando fizer o teste de perfil de lipídios. Um nível alto de açúcar sanguíneo, junto com alto colesterol, dobra o risco de doença arterial coronariana e aterosclerose.

Formação de radicais livres

Na presença excessiva de radicais livres, o LDL (o mau colesterol) muda sua forma para LDL oxidado, que gruda na parede das artérias aumentando assim as chances de desenvolver aterosclerose.

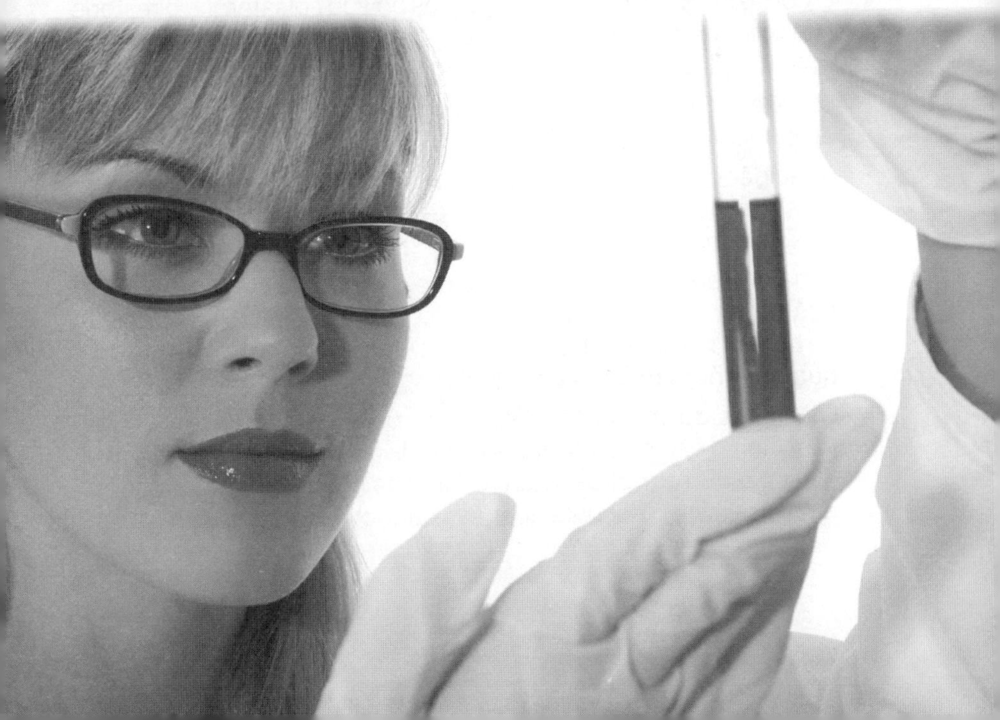

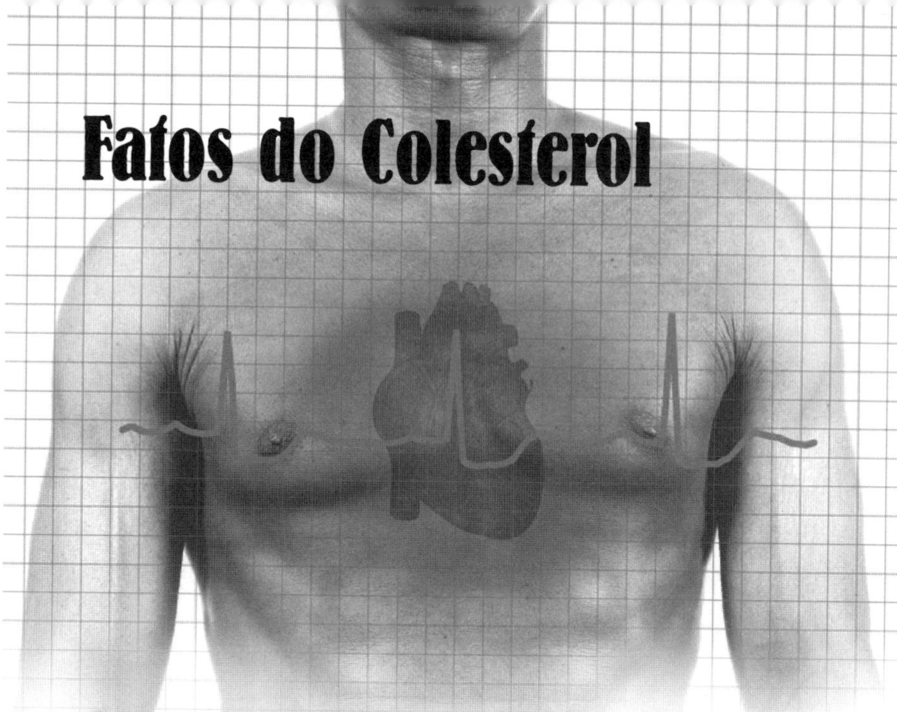

Fatos do Colesterol

- Para cada diminuição de 1% no total de colesterol, o risco de ataque do coração diminui 2%.
- O risco de ataque do coração cai 4% quando os níveis de HDL aumentam em 2%.
- O corpo humano produz dois terços do seu colesterol – o restante é ingerido com a alimentação.
- Estudos mostram que em países asiáticos, os níveis médios de colesterol total são mais baixos daqueles encontrados em países do ocidente.
- A incidência de doença arterial coronariana também é menor, mas a incidência de derrame, especialmente os do tipo hemorrágico, é maior nos asiáticos.
- Uma evidência clara está presente quando se compara os riscos de ter pressão sistólica alta com qualquer nível de colesterol e os riscos de desenvolver doenças do alto colesterol em qualquer nível de pressão sistólica.
- Os efeitos dos principais fatores de risco para doenças cardiovasculares são considerados multiplicativos. Se um fator dobra o risco e outro triplica, então o fator de risco conjunto aumenta em seis vezes o risco de doenças cardiovasculares.

Não Bobeie

Alguns fatores que podem afetar a leitura do colesterol do sangue são:

- **Variação sazonal:** O colesterol no organismo é aproximadamente 5% maior no inverno do que no verão.
- **Peso corporal:** Quando há perda recente de peso, o colesterol também pode diminuir.
- **Exame de sangue e a posição do corpo:** O exame de sangue e a posição do corpo podem afetar os níveis de colesterol do sangue. Mudar a posição de deitado para sentado pode aumentar o nível de colesterol. Isso acontece por causa da presença do aumento de proteína no sangue.

Técnica de retirada do sangue

Enquanto se retira o sangue, se os dedos forem muito apertados ou o torniquete for amarrado muito apertado, o exame de colesterol vai mostrar um resultado maior. Uma vez que o colesterol está relacionado com a proteína no sangue, essa proteína extra coletada irá acusar um falso aumento nos níveis por causa da pressão exercida.

Se o seu exame de perfil de lipídios acusar altos níveis, você pode repeti-lo em três diferentes dias e compará-los. Se continuar alto, **você deve fazer algo a respeito**.

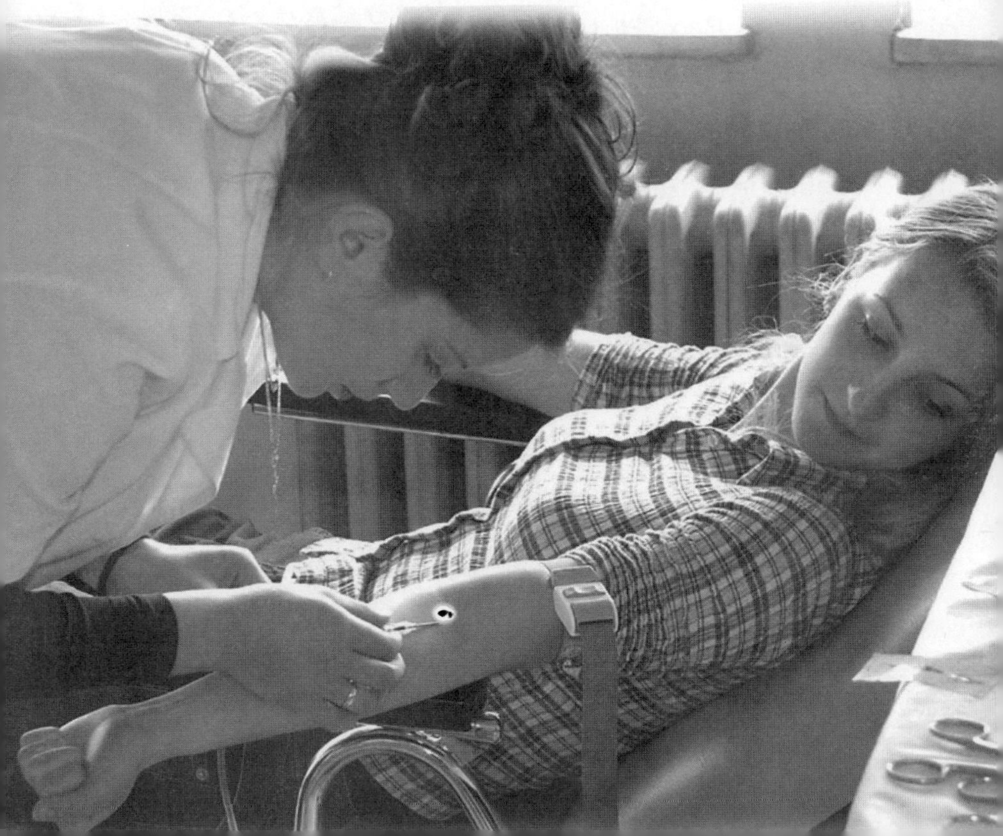

Obesidade e altos níveis de lipídios

Obesidade é um problema comum no ocidente, mas agora também está aumentando no resto do mundo. Pessoas obesas e acima do peso são conhecidas por possuírem altos níveis de colesterol, triglicerídeos e baixo nível de HDL-C (o bom colesterol). Baixo HDL-C fornece pouca proteção contra doenças do coração.

Pacientes obesos ingerem quantidades excessivas de calorias através de gorduras saturadas (margarina, frituras e doces, como bolo e chocolate) que resultam no aumento de LDL-C (o mau colesterol) que os deixam mais vulneráveis às doenças do coração. A falta de exercícios também piora a situação.

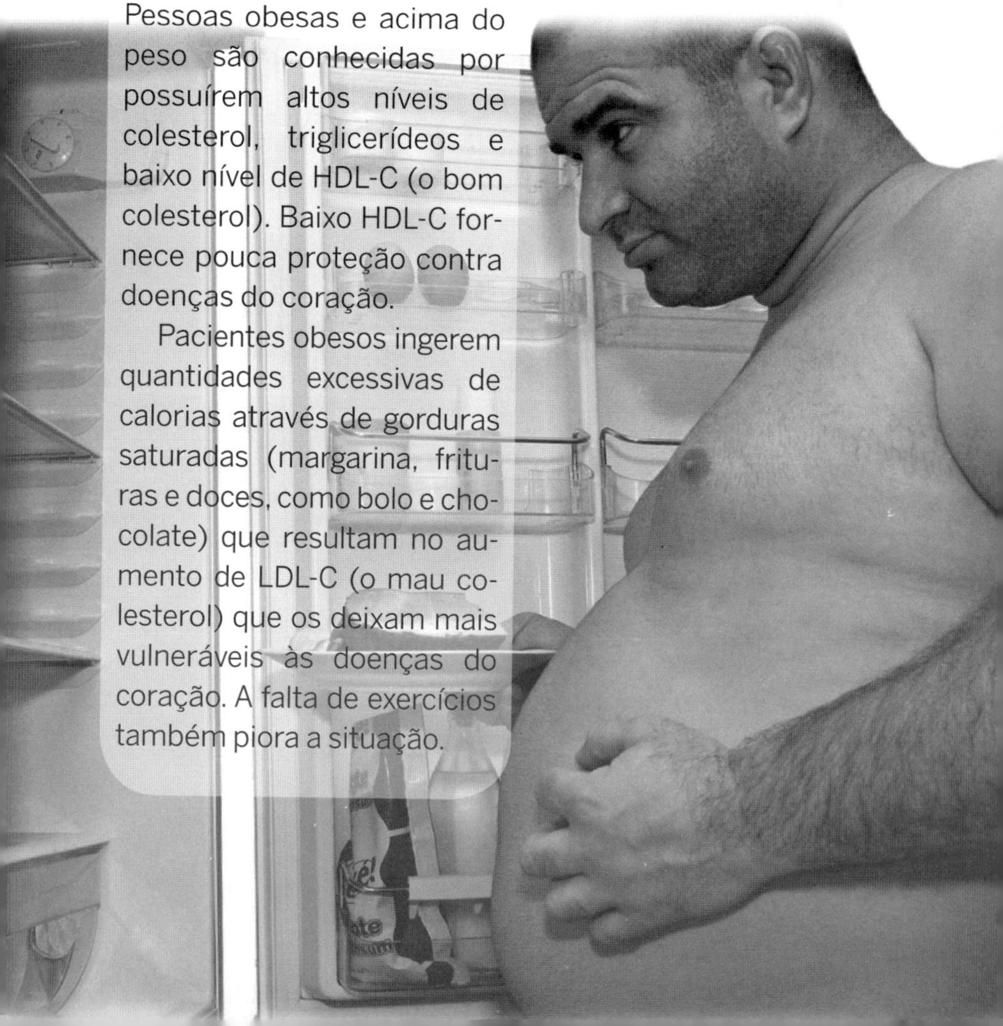

Síndrome Metabólica ou Síndrome X

Um grupo de fatores de risco que era comum aparecer somente com a progressão da idade e após a menopausa agora está começando a surgir em jovens na faixa dos 20 a 30 anos de idade. No mundo inteiro, o aumento das cinturas e barrigas significa aumento nos problemas do coração, e não aumento da prosperidade. As pessoas que desenvolvem essa síndrome possuem de dois a três dos seguintes fatores de risco:

- Alto nível de açúcar no sangue
- Baixo nível de HDL-C
- Alto nível de triglicerídeos
- Cintura: mais de 100 centímetros para homens; mais de 89 para mulheres
- Presença de partículas pequenas de LDL
- Pressão sanguínea alta

Se a Síndrome Metabólica não for tratada a tempo, ela pode levar a problemas do coração e outras doenças relacionadas. O estresse e altos níveis de colesterol formam uma combinação fatal para o desenvolvimento prematuro de doenças cardíacas.

As mulheres e o colesterol

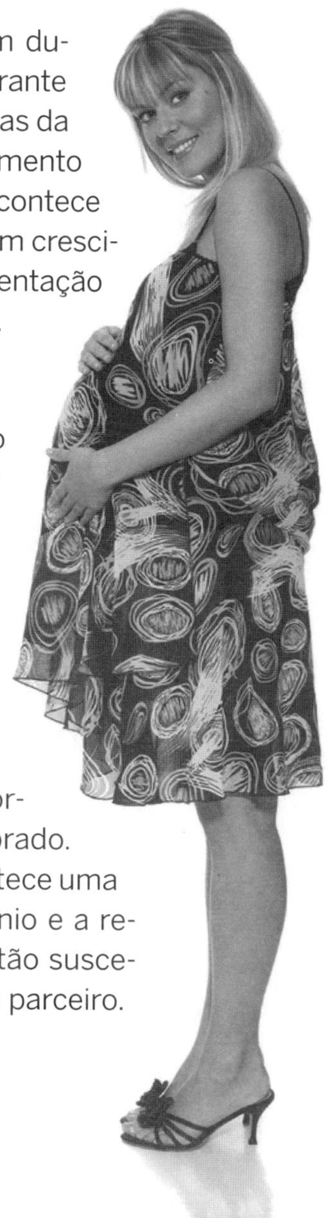

Os níveis de colesterol aumentam durante a gravidez. Especialmente durante o último trimestre (as últimas semanas da gravidez) é possível detectar um aumento no colesterol e outros lipídios. Isso acontece em razão das necessidades do feto em crescimento. Além disso, durante a amamentação a mulher necessita de mais gorduras.

Menopausa

O estrogênio é produzido pelo sistema reprodutivo da mulher até a menopausa (algo em torno dos 45 ou 50 anos). Até esse ponto, a mulher está mais protegida contra doenças cardíacas já que possui níveis de HDL maiores e níveis de LDL comparativamente menores. O HDL ajuda a limpar o excesso de colesterol do organismo ao transportá-lo para o fígado para ser quebrado. Quando a menopausa começa, acontece uma diminuição da produção de estrogênio e a redução de HDL. Isso torna a mulher tão suscetível a doenças cardíacas quanto seu parceiro.

Pílulas contraceptivas

As pílulas contraceptivas são tomadas por milhares de mulheres ao redor do mundo. Já foi constatado que essas pílulas aumentam os níveis de colesterol. Antes de começar a tomar essas pílulas, é preciso fazer um exame de lipídios. Apenas após a consulta com um médico a mulher deve decidir por tomar ou não a pílula.

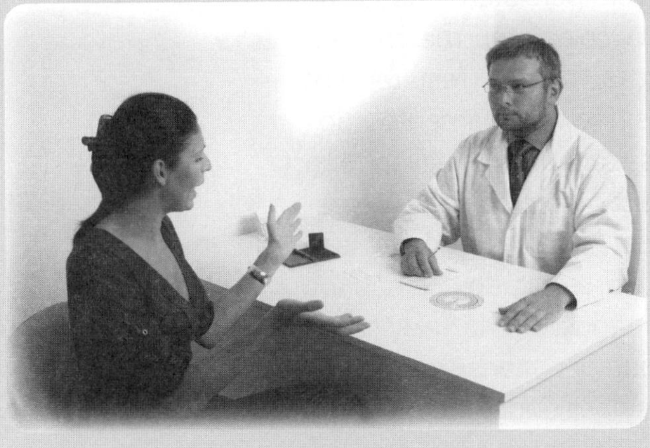

Desequilíbrio de lipídios em crianças

Crianças menores de 16 anos devem fazer exames para detectar qualquer desequilíbrio de lipídios. Também é importante manter um registro das médias de colesterol, especialmente se houver histórico familiar de doenças cardíacas.

Níveis persistentemente altos de colesterol, mesmo em crianças, podem resultar em danos no alinhamento dos vasos sanguíneos, levando à formação de placas de aterosclerose. Nos dias de hoje, isso pode ser resultado dos hábitos sedentários (como televisão e computador), consumo de *junk food* e obesidade.

Nível de colesterol em crianças

< 170 mg/dl	Aceitável
< 170 – 190 mg/dl	Próximo ao alto
< 200 mg/dl	Realmente alto

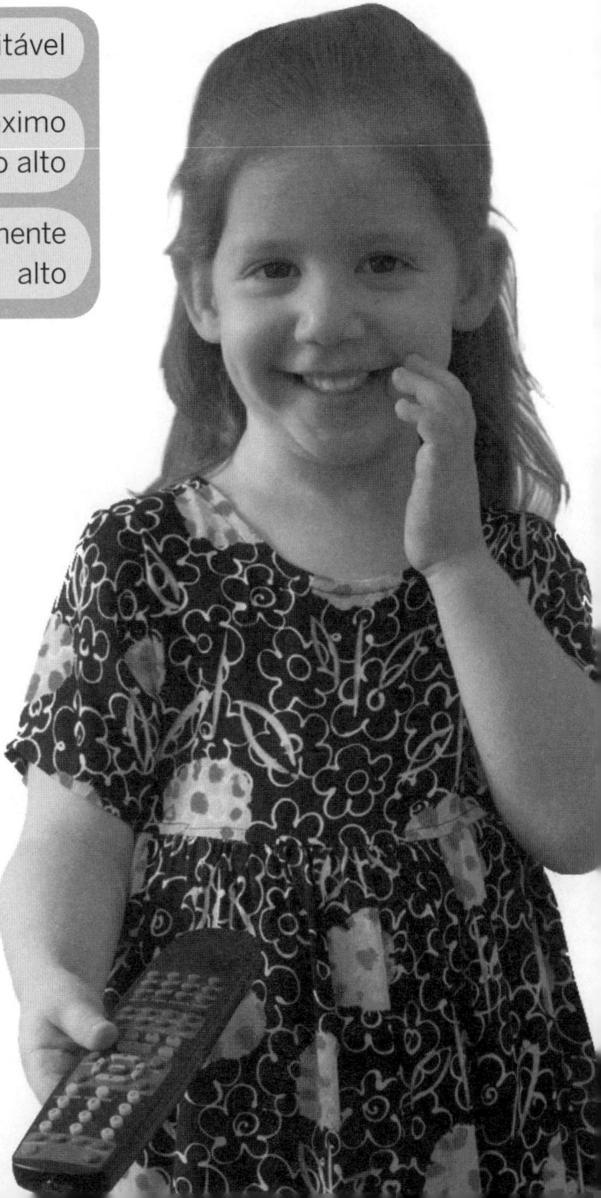

Por causa da alta demanda do currículo escolar, as atividades ao ar livre das crianças são restringidas. As crianças que estão acima do peso, possuem pressão alta, diabetes ou aquelas que possuem histórico familiar de doenças cardíacas precisam fazer exames regulares de sangue para checar os níveis de colesterol e lipídios.

Monitorar o açúcar no sangue e o perfil de lipídios das crianças deveria se tornar obrigatório. Se o teste for feito anualmente, o processo das doenças cardíacas pode ser tratado em seus estágios iniciais. A porcentagem de jovens que desenvolvem a Síndrome X é alarmante. A prevenção da doença arterial coronariana deve estar na mente de todos. Os pais das crianças afetadas também deveriam fazer exames regularmente.

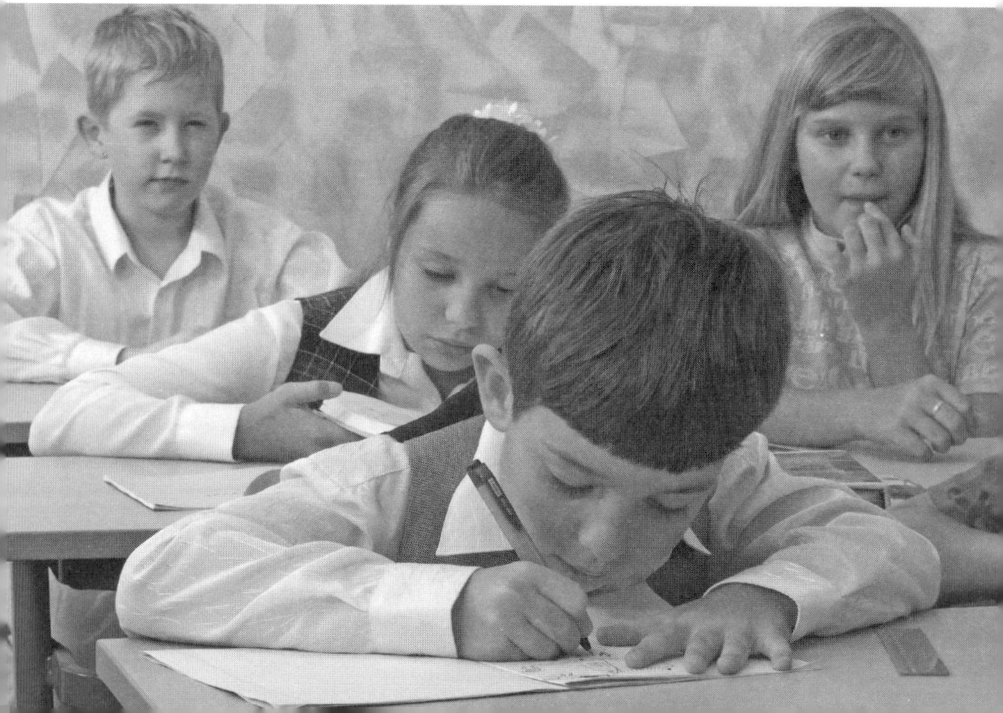

Níveis de colesterol depois dos 50 anos

Doenças da coronária e altos níveis de colesterol aparecem mais em pessoas de meia-idade acima dos 50 anos e idosos. A razão disso pode vir da alteração nos hábitos alimentares e da diminuição dos exercícios físicos. Problemas de mastigação devido ao desgaste dos dentes e fazer mais alimentações fora de casa também podem contar como razões. O aparecimento de doenças associadas, como o diabetes, pressão alta, artrite e estresse também geralmente resultam no aumento dos níveis de colesterol.

O HDL-C também diminui com a falta de exercícios. Se você baixar os níveis de colesterol e outros lipídios com a ajuda de medicação apropriada e mudanças no estilo de vida, você pode adicionar mais anos frutíferos para sua vida.

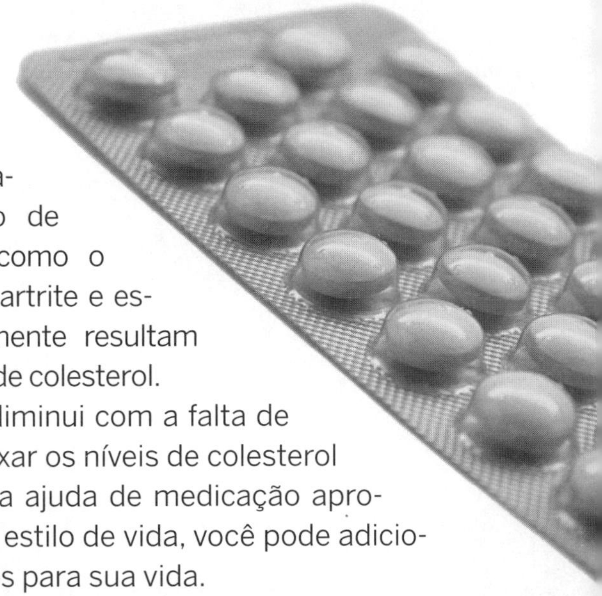

Medicação e o colesterol

Muitos tipos de medicamentos são conhecidos por aumentar o colesterol como efeito colateral. Alguns deles são:

- Pílulas contraceptivas
- Corticosteroides (usados para tratar o reumatismo, asma, etc.)
- Esteroides anabólicos

Bloqueadores Beta: (Atenolol, Propranolol, Metapropanolol) Os bloqueadores beta são medicamentos comumente usados. Um de seus principais efeitos colaterais é o aumento de colesterol LDL e a diminuição de HDL-C.

Diuréticos: (Hidroclorotiazida) Estes são geralmente dados a pacientes com pressão alta. Junto com a medição para pressão alta, os pacientes tomam os diuréticos para ajudar a reduzir a carga de fluidos no corpo. Infelizmente, os diuréticos não apenas aumentam o total de colesterol como também diminuem o bom colesterol (HDL-C). Eles também aumentam o mau colesterol (LDL-C) e os triglicerídeos.

O colesterol e o estilo de vida

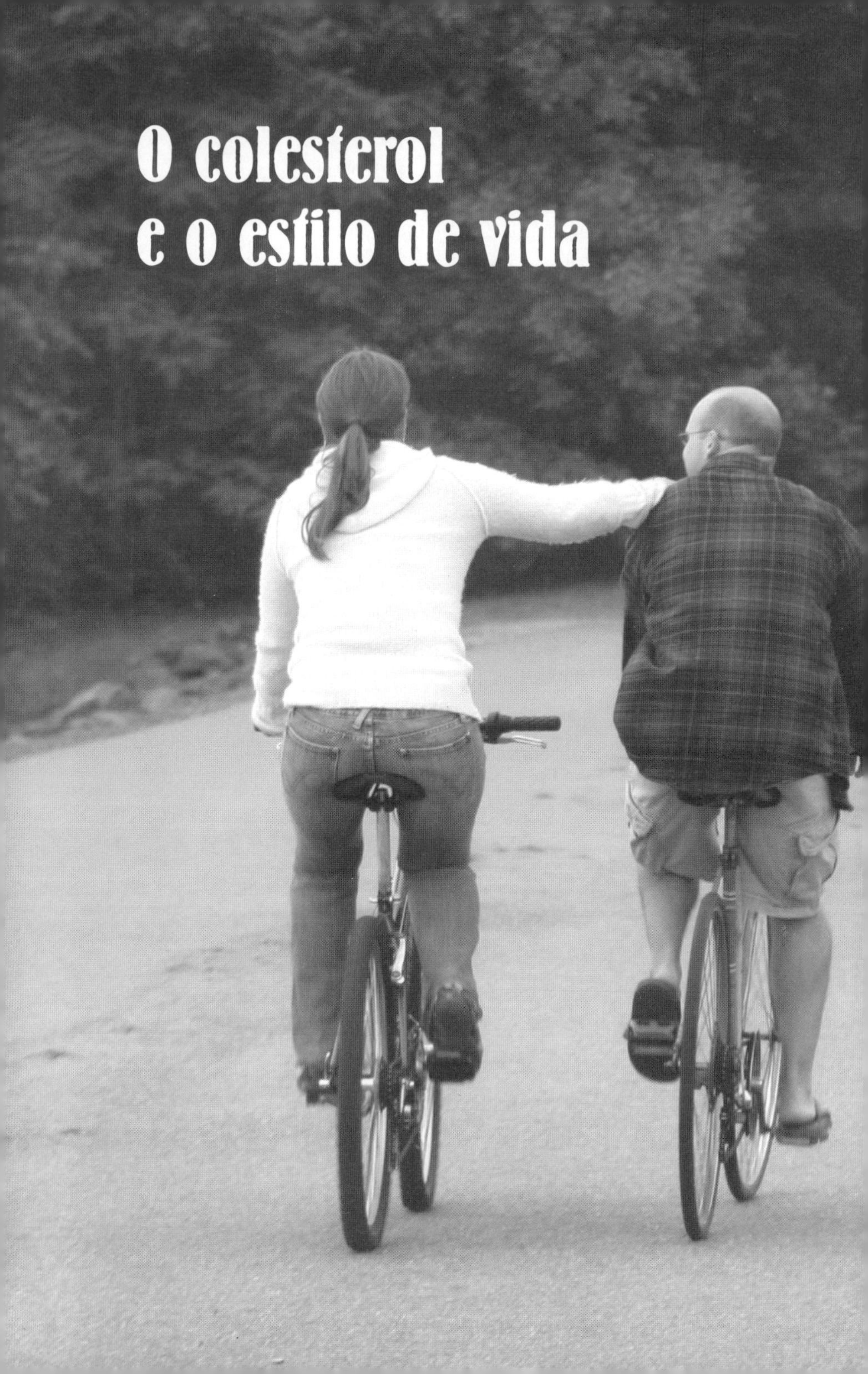

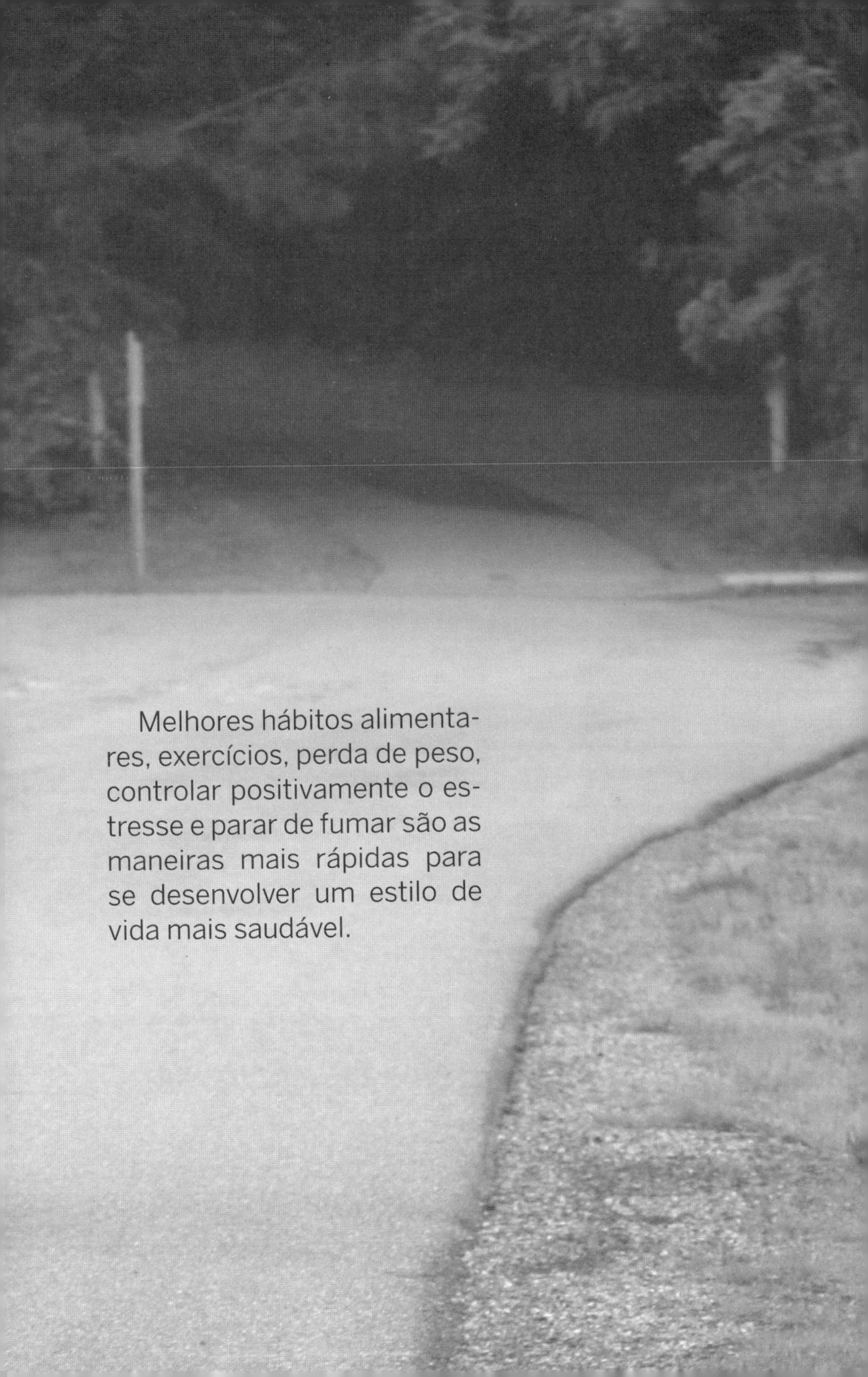

Melhores hábitos alimentares, exercícios, perda de peso, controlar positivamente o estresse e parar de fumar são as maneiras mais rápidas para se desenvolver um estilo de vida mais saudável.

A melhor nutrição

Uma dieta balanceada ajuda a combater o aumento do colesterol, as doenças cardíacas, o derrame e outras doenças relacionadas.

Comida boa não é comida industrializada. Os bons alimentos são os naturais, que são nutritivos e protegem o corpo contra as doenças.

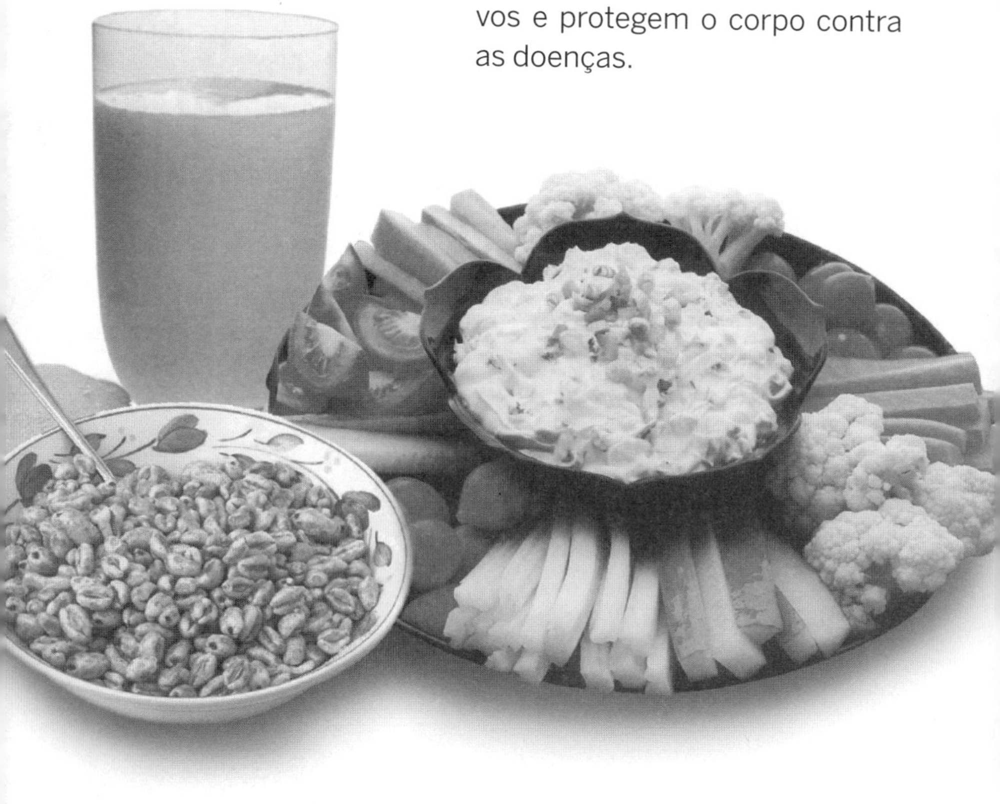

Os fatos da fibra

As fibras não digeríveis dos alimentos são uma parte importante da alimentação saudável. Elas ajudam nos movimentos do intestino e diminuem o colesterol. Uma dieta de baixas calorias e rica em fibras pode ajudar a reduzir o risco de certos tipos de câncer, especialmente o câncer de cólon.

Tipos de fibras

Fibras solúveis: são aquelas que incham e retém água.

Fibras insolúveis: não incham nem retém água. Consistem de celulose, o elemento principal das paredes celulares das plantas.

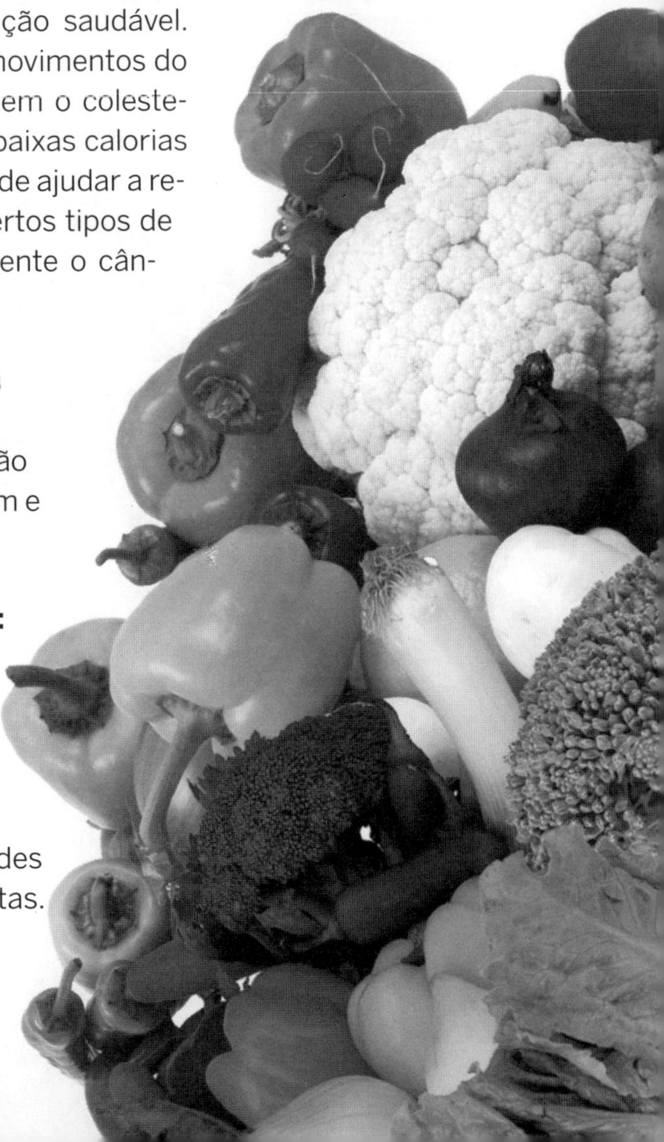

As melhores fontes de fibras

Fibras solúveis	Fibras insolúveis
Farelo de aveia	Farelo de trigo
Mingau de aveia	Cereais com farelo de trigo
Frutas ricas em pectina(maçãs, frutas cítricas)	Alimentos integrais (trigo integral, arroz integral)
Lentilha	Pão de centeio
Feijão, ervilha	Vegetais e frutas, se consumidos com a casca

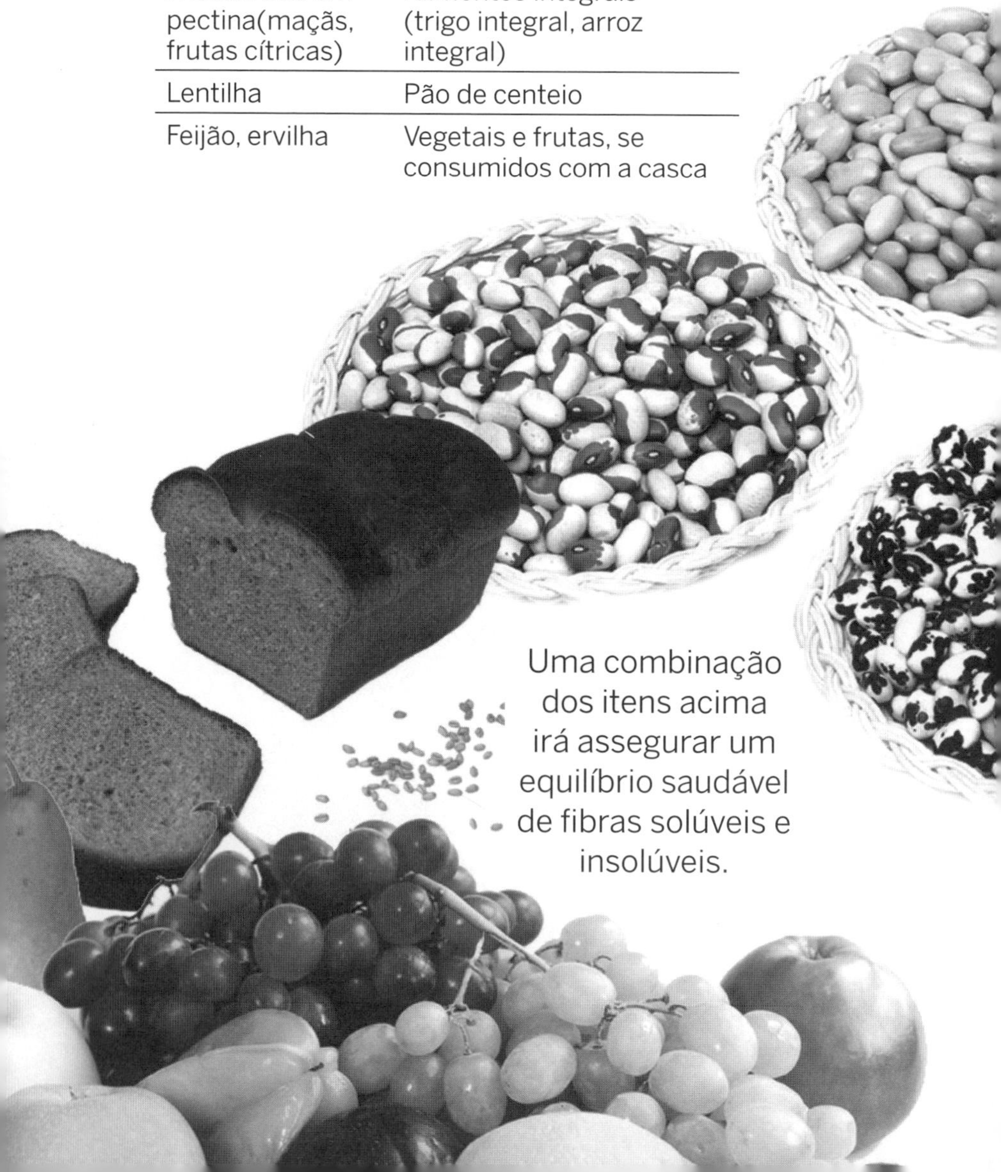

Uma combinação dos itens acima irá assegurar um equilíbrio saudável de fibras solúveis e insolúveis.

Agente redutor do bom colesterol

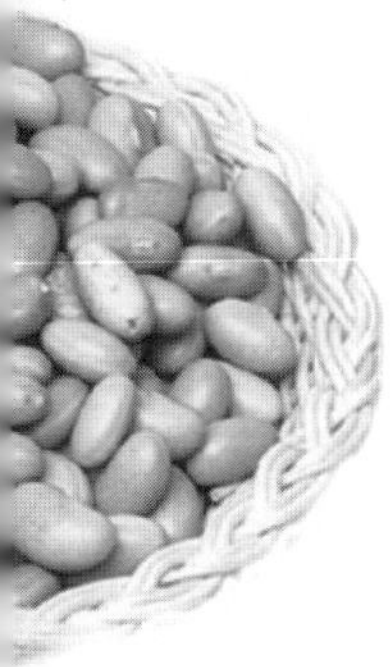

O alto consumo de fibras solúveis é conhecido por diminuir o colesterol no sangue de 10 a 25%. No mundo ocidental, a fibra de aveia é usada regularmente. A aveia é conhecida por diminuir a absorção do colesterol no sistema digestivo. Outro excelente produto rico em fibras é o psyllium, muito utilizado na Índia e conhecido por possuir ótimas propriedades de redução de colesterol.

As fibras consumidas através de grãos e cereais tradicionais também são boas para diminuir a gordura e o colesterol do organismo.

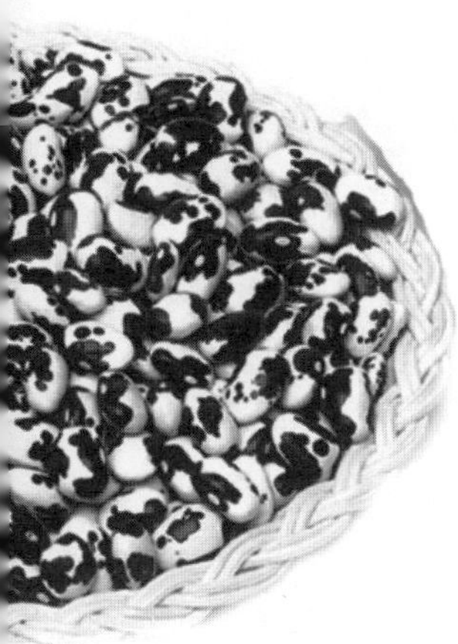

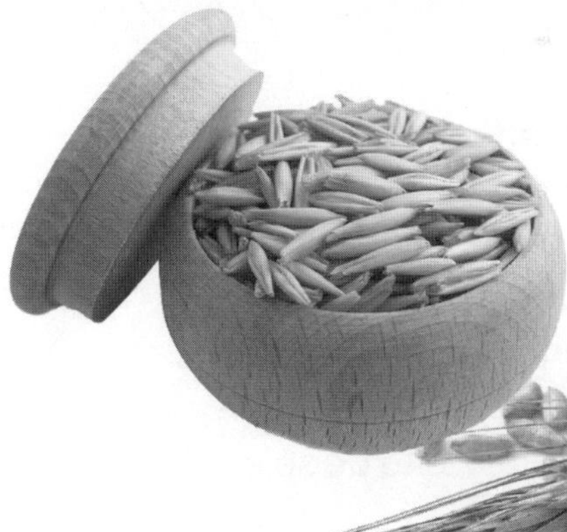

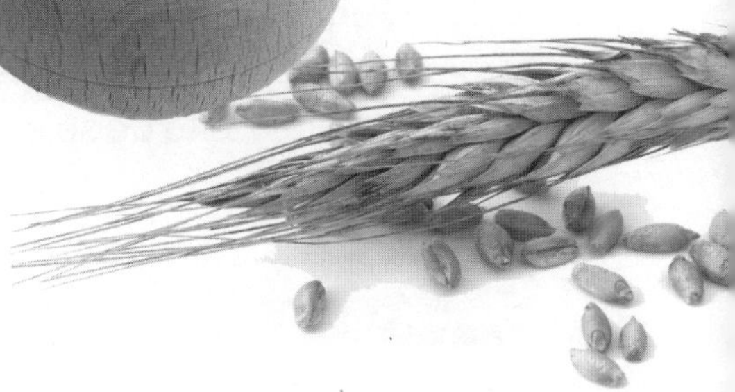

Alguns alimentos benéficos

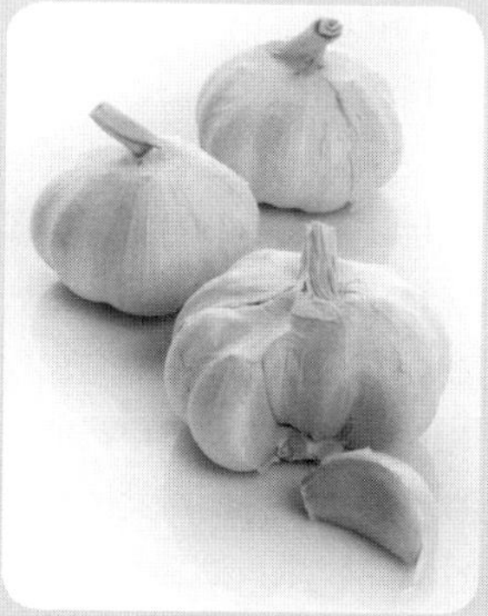

Alho: ajuda a diminuir o colesterol e prevenir o endurecimento das artérias. Também ajuda na diluição do sangue e redução da pressão arterial.

Soja: Não contém gorduras saturadas e pode melhorar os níveis de colesterol. Pode ser encontrado em óleo de soja, queijo tofu e leite de soja.

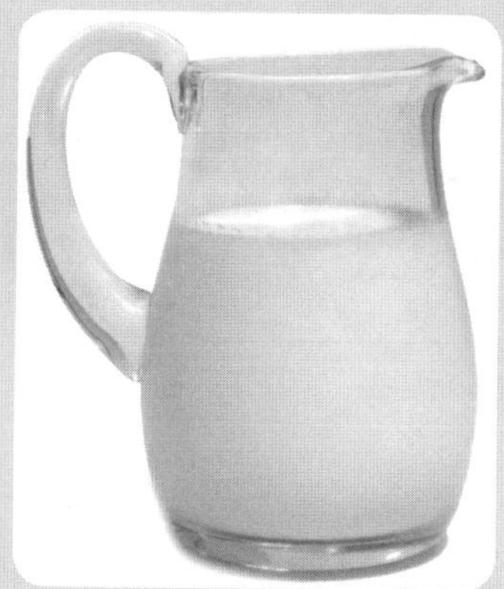

Estanóis: são encontrados em plantas e óleo de soja. Ajudam a diminuir os níveis de colesterol.

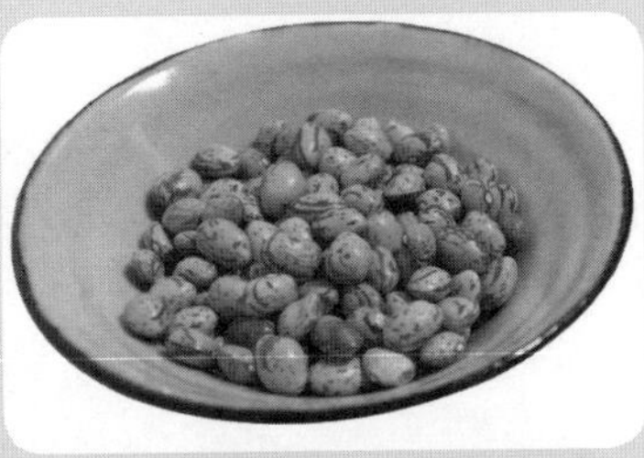

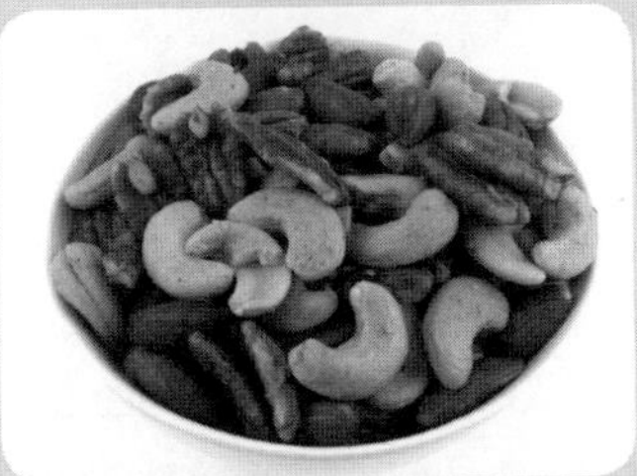

Nozes, amêndoas, macadâmia e castanha: contêm gordura monoinsaturada, que é boa para reduzir o colesterol.

Ácidos graxos do tipo Ômega

Ômega 3 e ômega 6: são ácidos graxos essenciais contidos em tipos especiais de ácidos graxos poliinsaturados.

O Ômega 3 é encontrado nos frutos marinhos, nozes, linho e sementes de abóbora.

O Ômega 6 é encontrado no óleo de girassol, milho e óleo de soja.

Niacina: é uma vitamina solúvel em água (vitamina B3) que pode diminuir o LDL e aumentar o HDL. As melhores fontes naturais de niacina são o farelo de arroz, o farelo de trigo, amendoim, carne de órgãos (como o fígado) e peixes como a truta, salmão e o linguado.

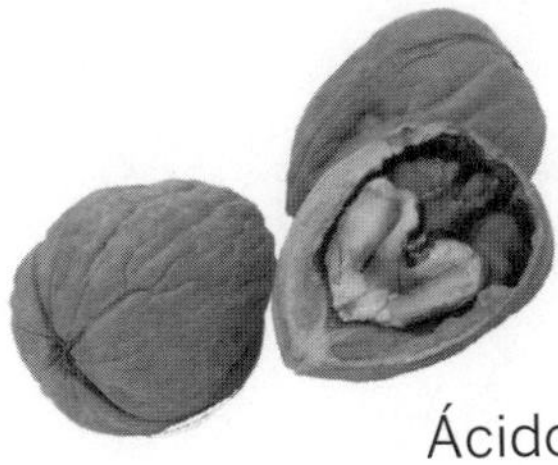

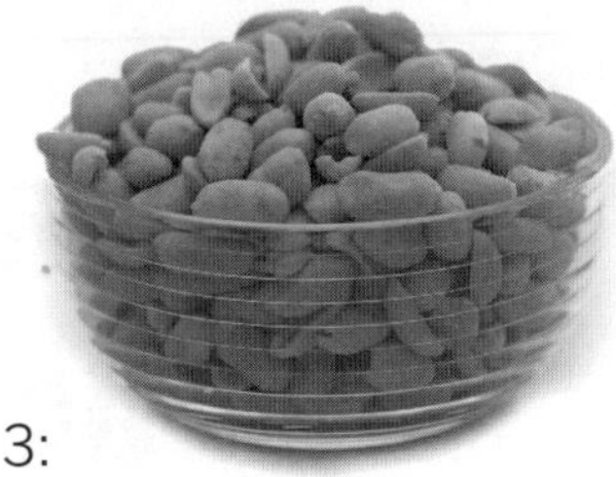

Ácidos graxos Ômega 3: São ácidos graxos essenciais que são classificados segundo tipos especiais de ácidos graxos poliinsaturados. Esses ácidos protegem contra as doenças cardíacas diminuindo os níveis de gordura e triglicerídeos do corpo. Eles não são produzidos pelo organismo e devem ser ingeridos através da alimentação e suplementos.

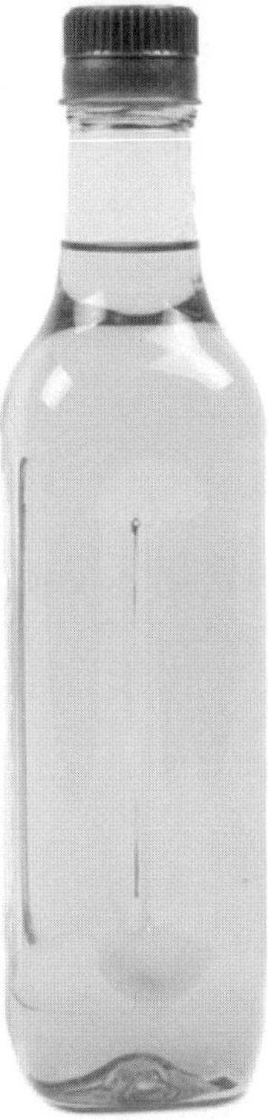

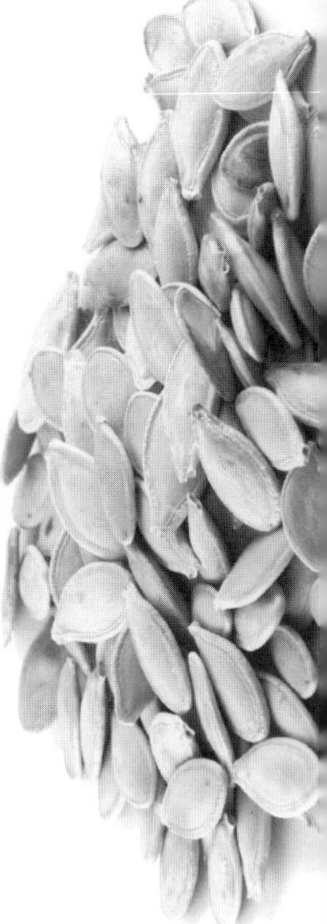

A habilidade do Ômega 3 de reduzir a formação de placas é muito importante. Uma dieta rica em peixe e outros ácidos graxos Ômega 3 também ajuda a reduzir a aderência das placas nas paredes arteriais e a formação de coágulos. Isso resulta em menos placas e desaceleração da aterosclerose.

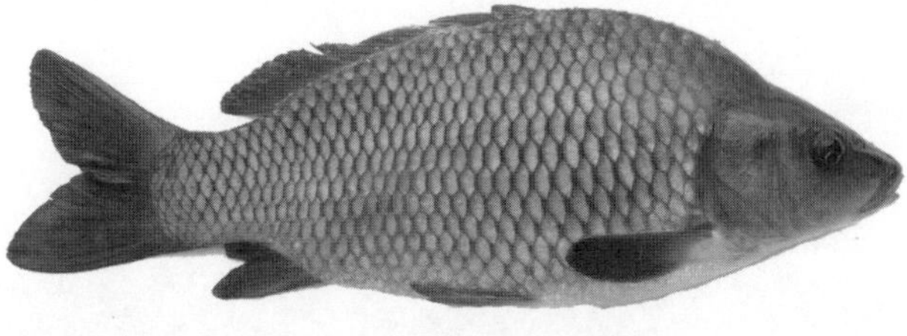

Escolha bem seu tipo de gordura

O uso excessivo de gorduras pode aumentar os níveis de colesterol. As gorduras possuem mais calorias (9/g) do que proteínas e carboidratos (4/g). Para perder peso mais rapidamente, você deve diminuir as gorduras da sua alimentação.

Gorduras monoinsaturadas

Estão presentes no azeite de oliva, azeite de colza e óleo de mostarda. São conhecidas por aumentar os níveis de HDL (o bom colesterol) e diminuir o LDL (o mau colesterol).

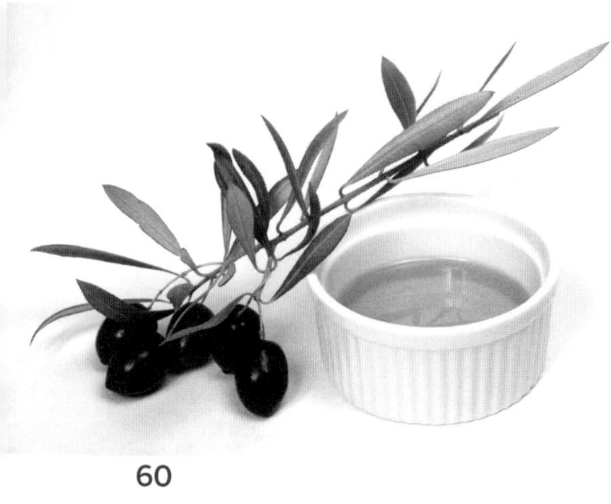

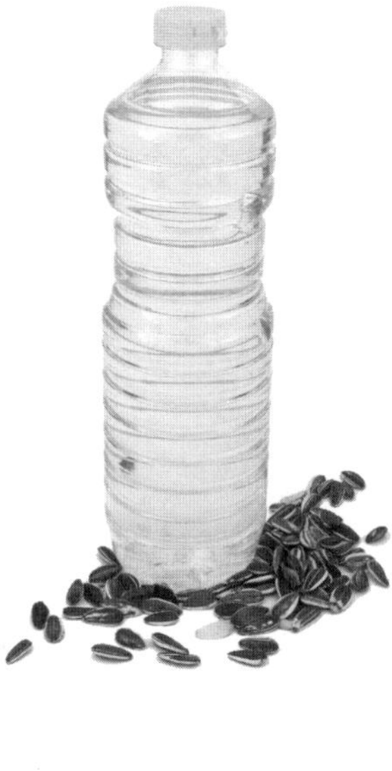

Gorduras poli-insaturadas

São obtidas a partir de óleo de açafroa, girassol e milho. Podem diminuir o LDL (o mau colesterol), mas podem também diminuir o HDL (o bom colesterol).

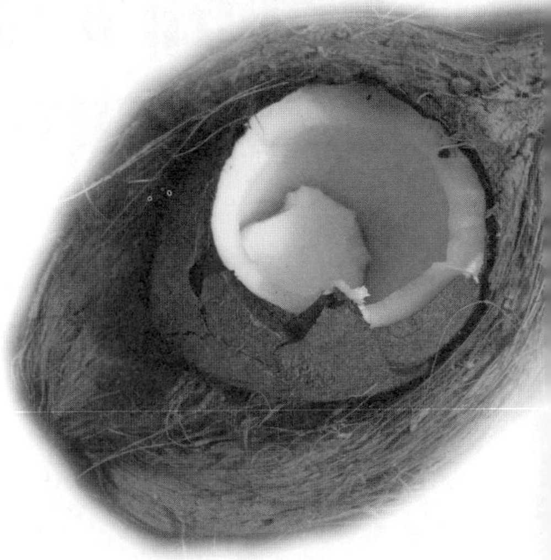

Gorduras saturadas

As gorduras vindas de fontes animais, como a manteiga, a banha e os óleos parcialmente hidrogenados devem ser evitados. Gorduras vindas de vegetais, como o coco e o azeite de dendê, devem ser usados com parcimônia. Misture dois ou mais óleos de diferentes grupos, pois eles ajudam na dieta saudável para o coração. Nunca reutilize o óleo frito, pois ele é muito pouco saudável.

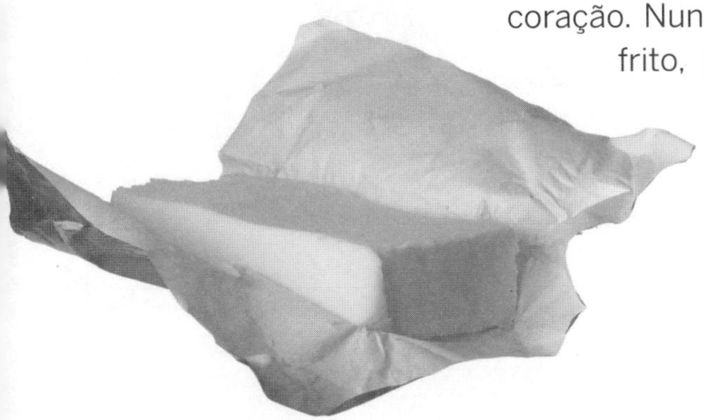

Reduza a ingestão de colesterol

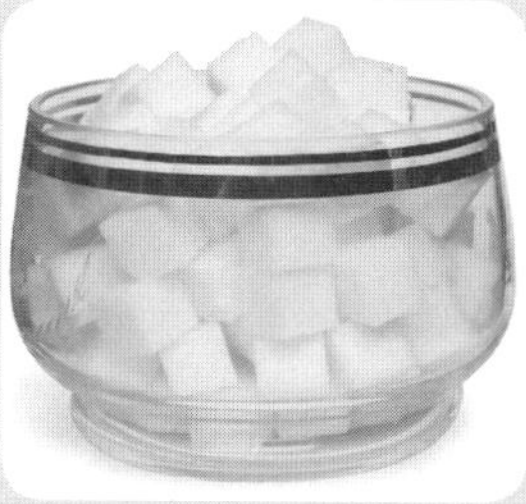

Açúcar: A quantidade diária de açúcar e derivados não deve ultrapassar 3 a 4 colheres de chá.

Óleo: O total de óleo e derivados não deve ultrapassar a quantidade diária de 3 a 4 colheres de chá para mulheres ou 4 a 6 colheres para os homens. O tipo de óleo usado também é muito importante.

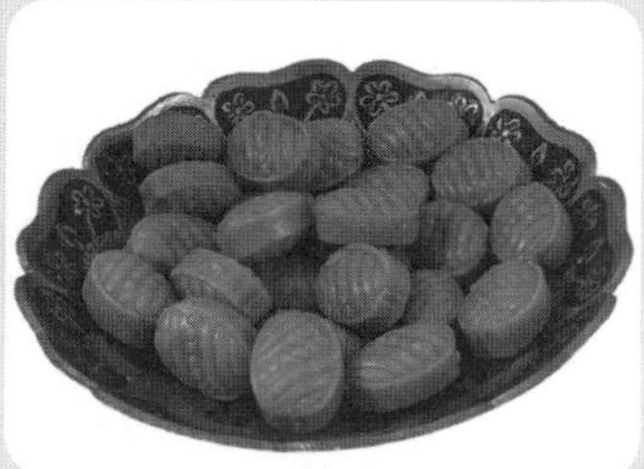

Frutas: são ótimas fontes de fibras solúveis para uma pessoa normal. Até 500 gramas de frutas podem ser ingeridas diariamente. Porém, reduza a ingestão de frutas ricas em açúcar, como manga, uva e banana.

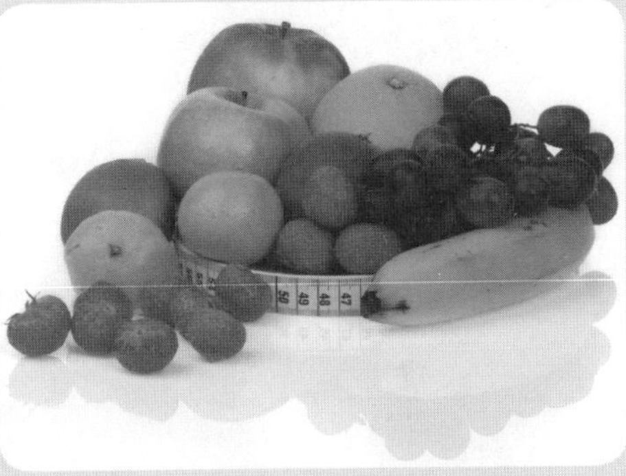

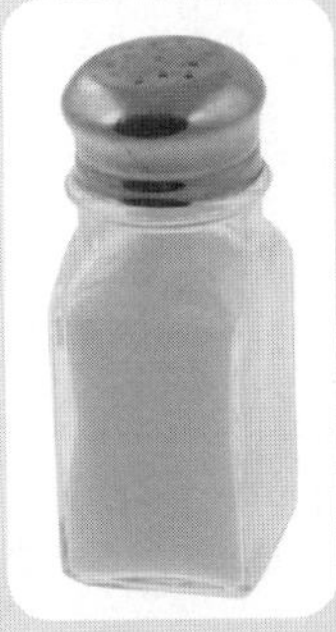

Sal: O consumo de sal deve ser de menos de uma colher de chá por dia. Essa quantidade de sal pode ser ingerida em climas quentes e úmidos.

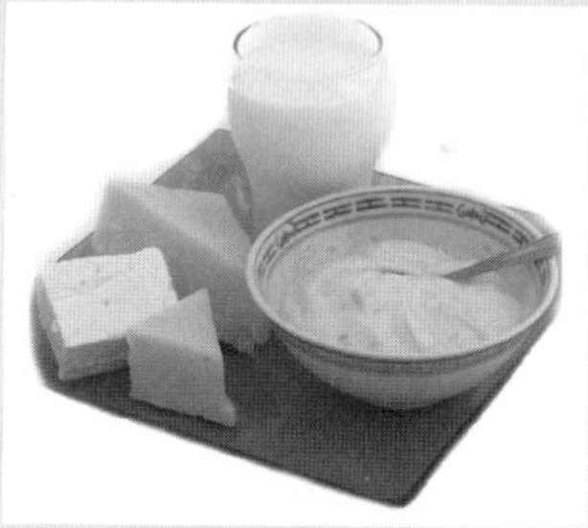

Leite: A ingestão de leite e derivados (seja integral ou desnatado) deve ser de cerca de 500 gramas por dia.

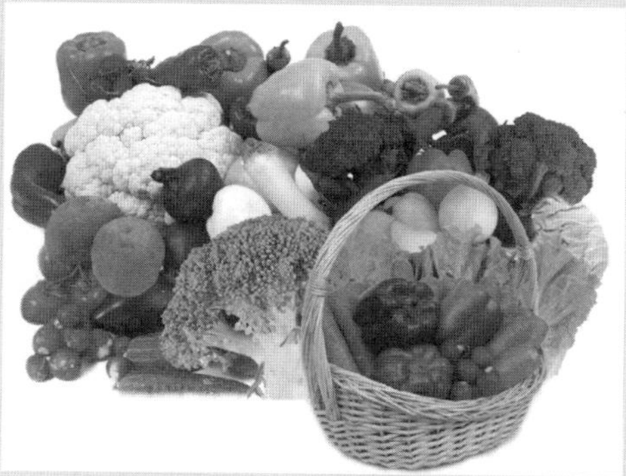

Vegetais: Sua quantidade de calorias é desprezível se não forem cozidos com muita gordura. Quiabo, pepino, berinjela, couve-flor e feijão verde são alguns exemplos. Alguns vegetais saudáveis de folhas são: alface, repolho, hortelã, aipo, espinafre, coentro e folhas de soja.

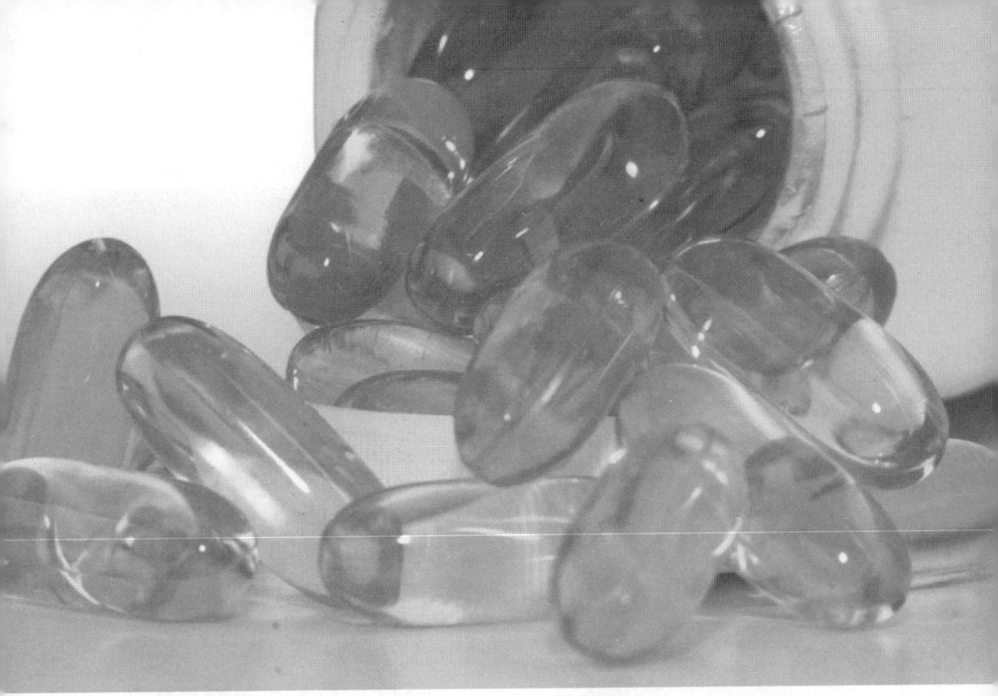

Óleos de peixe

Alguns óleos extraídos do peixe contêm ácidos graxos poli-insaturados que reduzem a tendência das células sanguíneas e plaquetas de formarem coágulos. Eles também reduzem o LDL e triglicerídeos e aumentam o HDL.

Os peixes que ajudam a baixar o colesterol são encontrados geralmente nas águas dos oceanos frios, como o salmão.

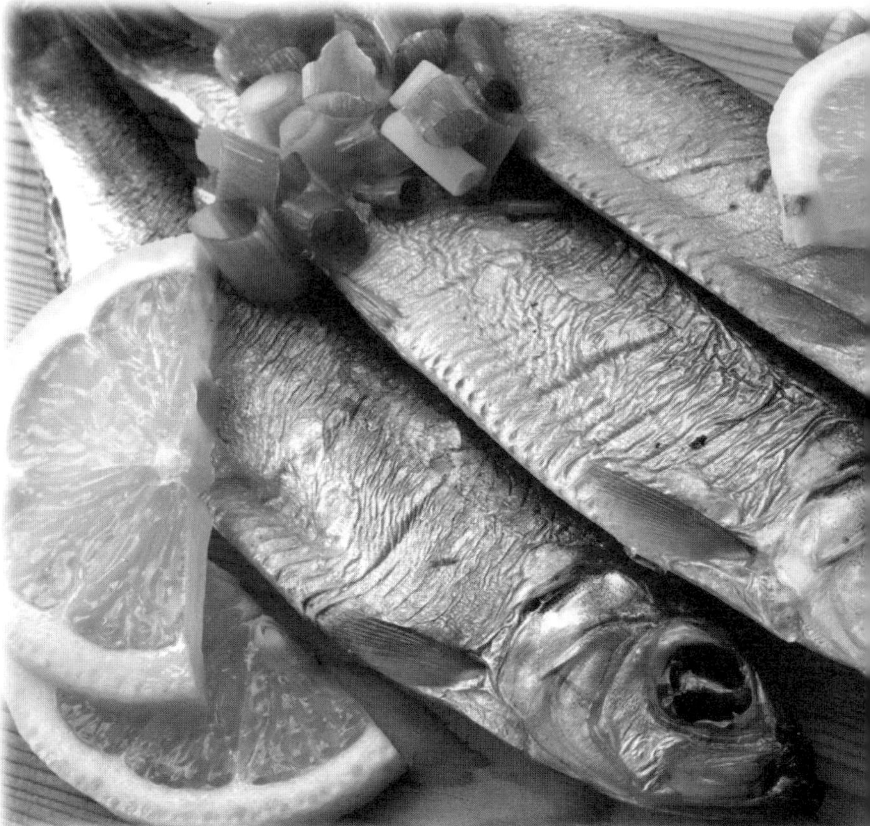

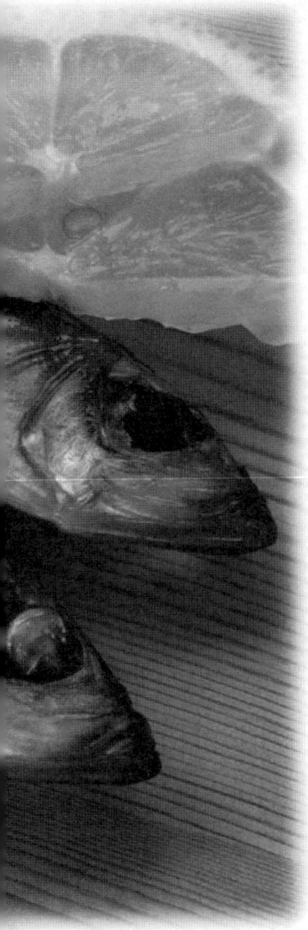

Comer peixe duas a três vezes por semana ajuda na redução do risco de doenças cardíacas. Ingerir pílulas com óleos de peixe pode também ajudar, mas elas não possuem os mesmos benefícios de realmente comer o peixe.

Os rótulos dos alimentos enlatados devem ser lidos para avaliar a quantidade de calorias que o alimento contém. Além disso, você deve evitar alimentos que usam conservantes, uma vez que sal excessivo e corantes podem fazer mal para seu organismo.

Algumas dicas úteis

Trigo turco (bulgur): Rico em fibras, ele se liga ao colesterol e gorduras do corpo e ajuda a secretá-los. É boa opção para o cereal do café da manhã.

Aveia: Contém uma fibra solúvel chamada "beta-glucana". A aveia ajuda a diminuir os níveis de colesterol e pode ser ingerida em forma de farelo ou mingau.

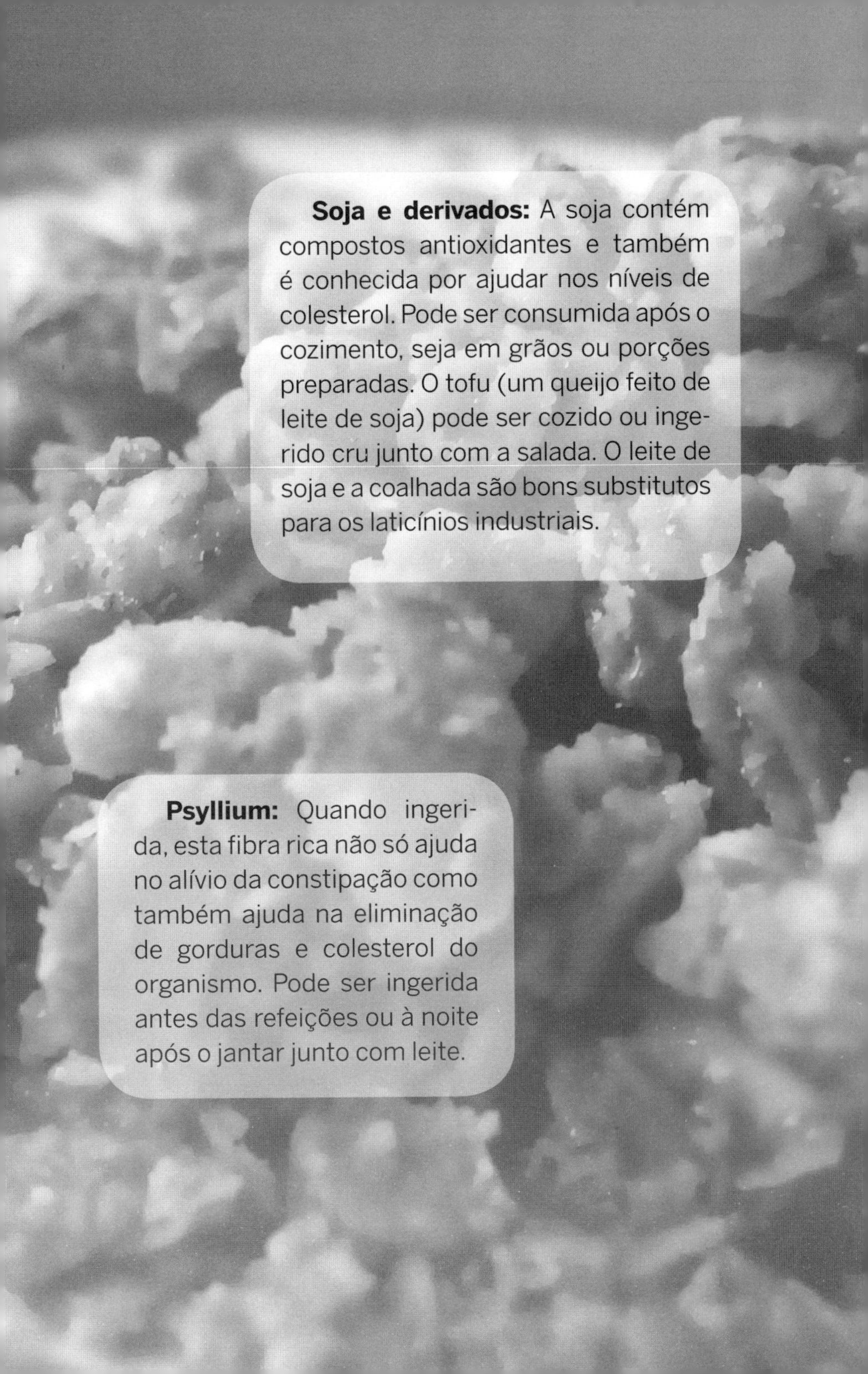

Soja e derivados: A soja contém compostos antioxidantes e também é conhecida por ajudar nos níveis de colesterol. Pode ser consumida após o cozimento, seja em grãos ou porções preparadas. O tofu (um queijo feito de leite de soja) pode ser cozido ou ingerido cru junto com a salada. O leite de soja e a coalhada são bons substitutos para os laticínios industriais.

Psyllium: Quando ingerida, esta fibra rica não só ajuda no alívio da constipação como também ajuda na eliminação de gorduras e colesterol do organismo. Pode ser ingerida antes das refeições ou à noite após o jantar junto com leite.

O que lembrar ao comprar laticínios

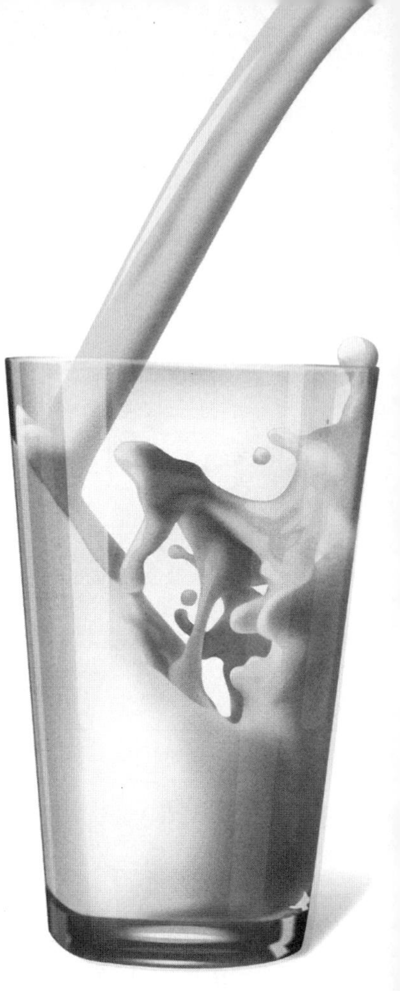

Leite: Compre leite desnatado ao invés de leite integral ou semidesnatado (máximo de 2% de gordura). O leite desnatado possui a mesma quantidade de cálcio presente no leite integral (o cálcio no leite não está relacionado à porcentagem de gordura).

Queijo: Procure por queijos com baixo teor de gordura ou parcialmente desnatados.

Queijo cremoso: Escolha sempre aqueles com pouca gordura.

Sobremesas geladas: Escolha sempre as opções com baixa quantidade de gordura saturada, como por exemplo, o *frozen yogurt*.

O que lembrar ao comprar óleos e gorduras

Escolha óleos vegetais como os de oliva, milho, mostarda, colza, girassol e açafroa.

A banha, a manteiga e seus derivados são ricos em gordura saturada e colesterol e devem ser consumidos em poucas quantidades.

Se você precisa de margarina, deve comprar aquelas com óleos vegetais insaturados.

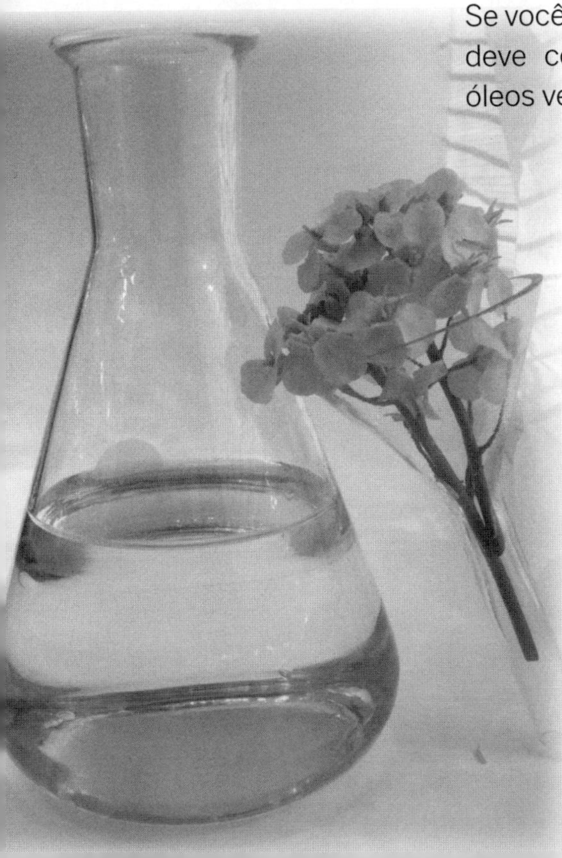

O que lembrar ao comprar os alimentos do café da manhã

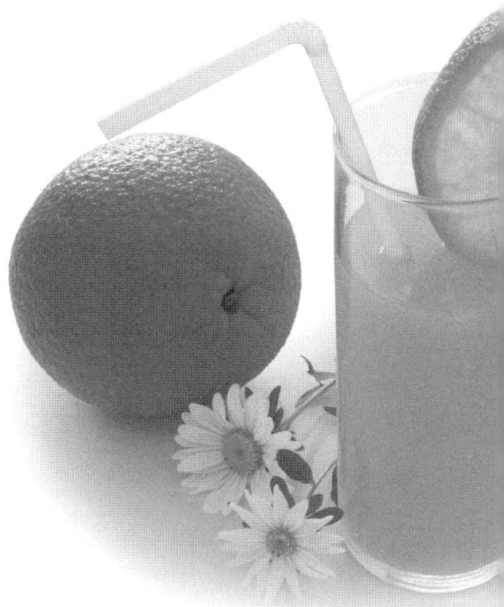

Escolha pão integral, pois ele contém mais fibras que o pão branco.

Consuma os cereais integrais – a maioria deles contém pouco conteúdo gorduroso.

Limite a quantidade de coco e nozes quando preparar um musli.

Evite guloseimas doces.

Doces e salgados com pouca gordura podem ser consumidos de vez em quando. Lembre-se que estes podem ter pouca gordura, mas não poucas calorias.

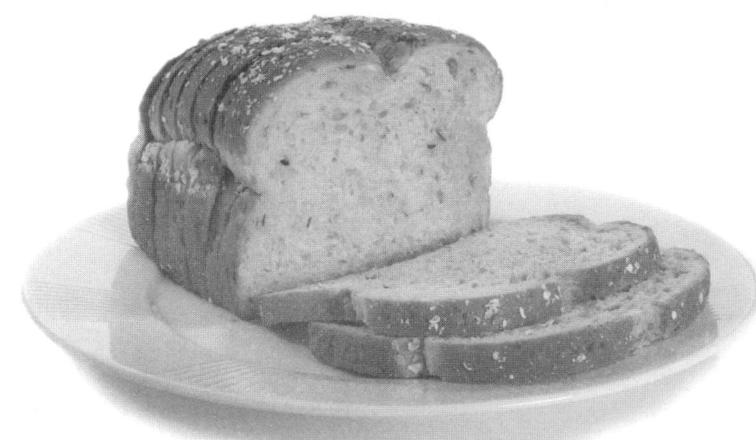

Componentes da Dieta	Dieta do Primeiro Passo Dieta Reversa	Dieta do Segundo Passo
Gordura total	30% ou menos*	30% ou menos
Ácidos graxos saturados	8 a 10%	Menos de 7%
Ácidos graxos poli-insaturados	Até 10%	Até 10%
Ácidos graxos monoinsaturados	Até 15%	Até 15%
Carboidratos	55% ou mais	55% ou mais
Proteínas	Deve ser selecionado aproximadamente 15% de proteínas com baixo teor de gordura	Deve ser selecionado aproximadamente 15% de proteínas com baixo teor de gordura
Colesterol	Menos de 300 mg por dia	Menos de 200 mg por dia
Fibras	20 à 30 gramas	20 à 30 gramas
Total de calorias	Para atingir ou manter o peso desejado	Para atingir ou manter o peso desejado

* As porcentagens se referem ao total de calorias. A dieta reversa é uma dieta vegetariana que contém menos de 10% do total de gordura e o mínimo de gordura saturada.

Proporção dos componentes da dieta

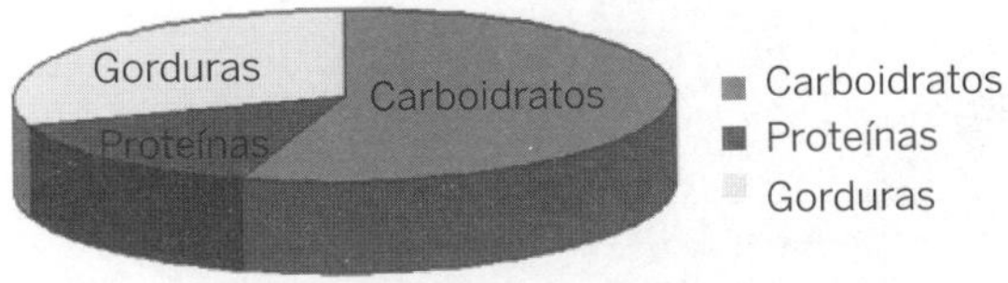

Exercícios saudáveis

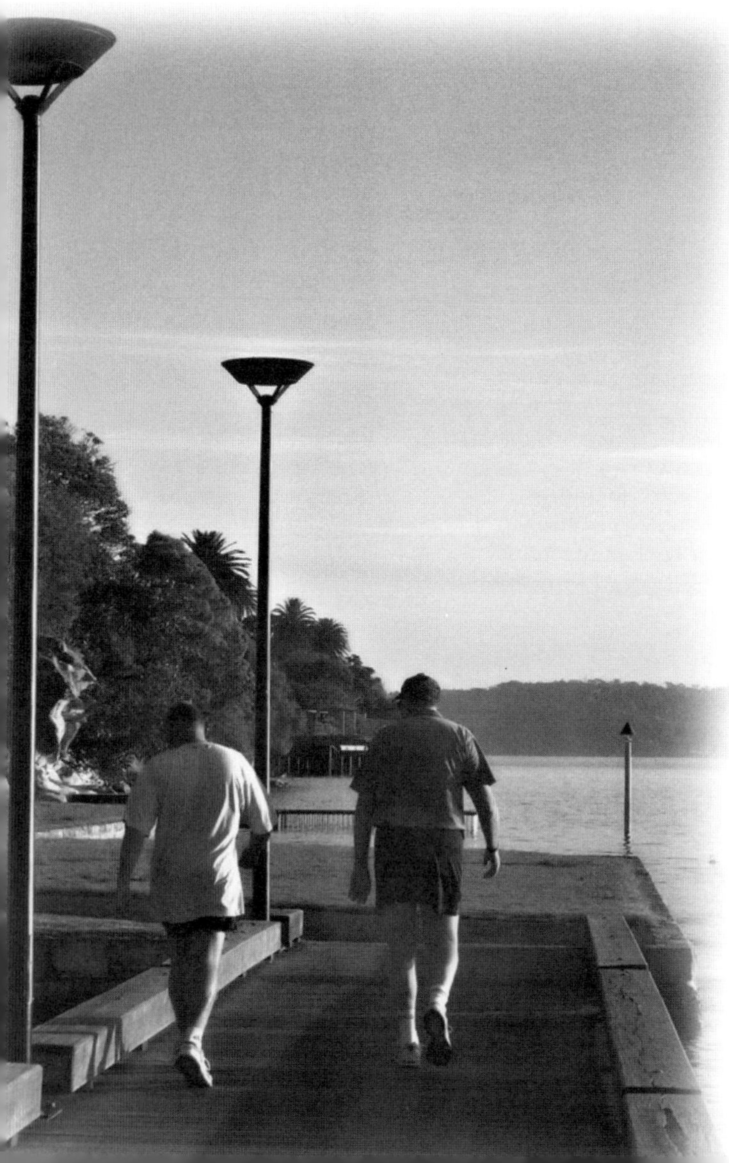

Nunca é tarde demais para ficar mais saudável e continuar assim.

- Os exercícios devem ser feitos antes das refeições e nunca imediatamente após as refeições.
- Se você possui problemas no coração, hipertensão ou alguma outra condição especial, consulte um médico antes de se exercitar.
- Ouço seu próprio corpo. Se você sentir fatiga ou se sentir mal, pare os exercícios.

Todo exercício deve conter três fases: aquecimento, alto desempenho e descanso.

- Se exercitar durante extremos de temperatura, como muito calor ou muito frio, coloca uma carga extra para seu coração e os vasos sanguíneos.
- Quando se exercitar em clima muito úmido e/ou quente, diminua a duração e intensidade dos exercícios. Permita que seu corpo se aqueça e depois descanse. Beba muita água antes, durante e depois dos exercícios.

Vigie seu peso

Seu corpo armazena mais gordura e colesterol se você estiver acima do peso. O modo mais rápido de perder peso é reduzir o consumo de gordura e açúcar.

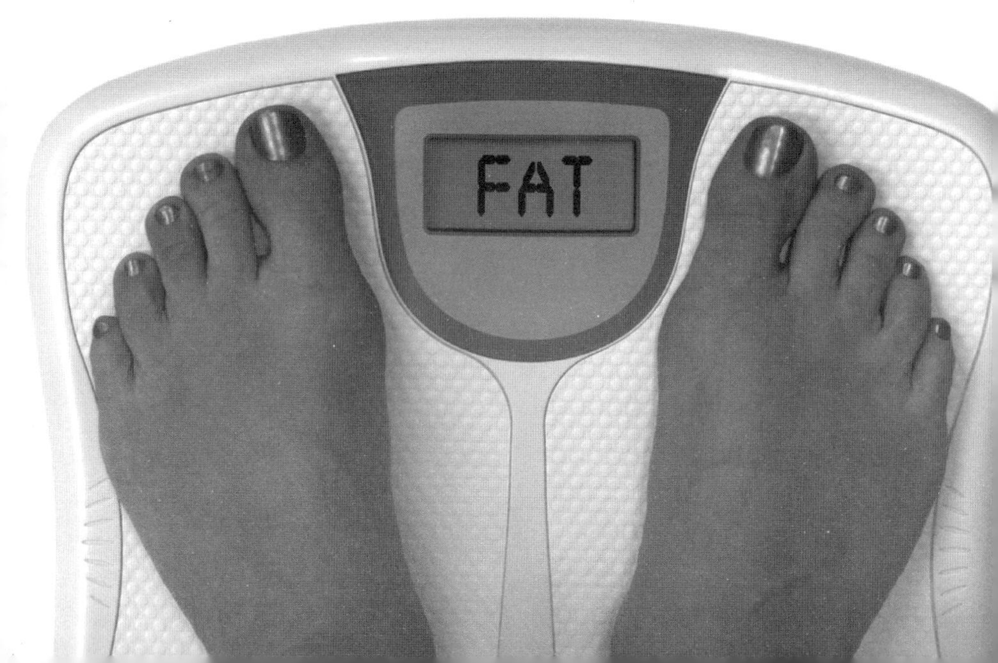

O teste do beliscão

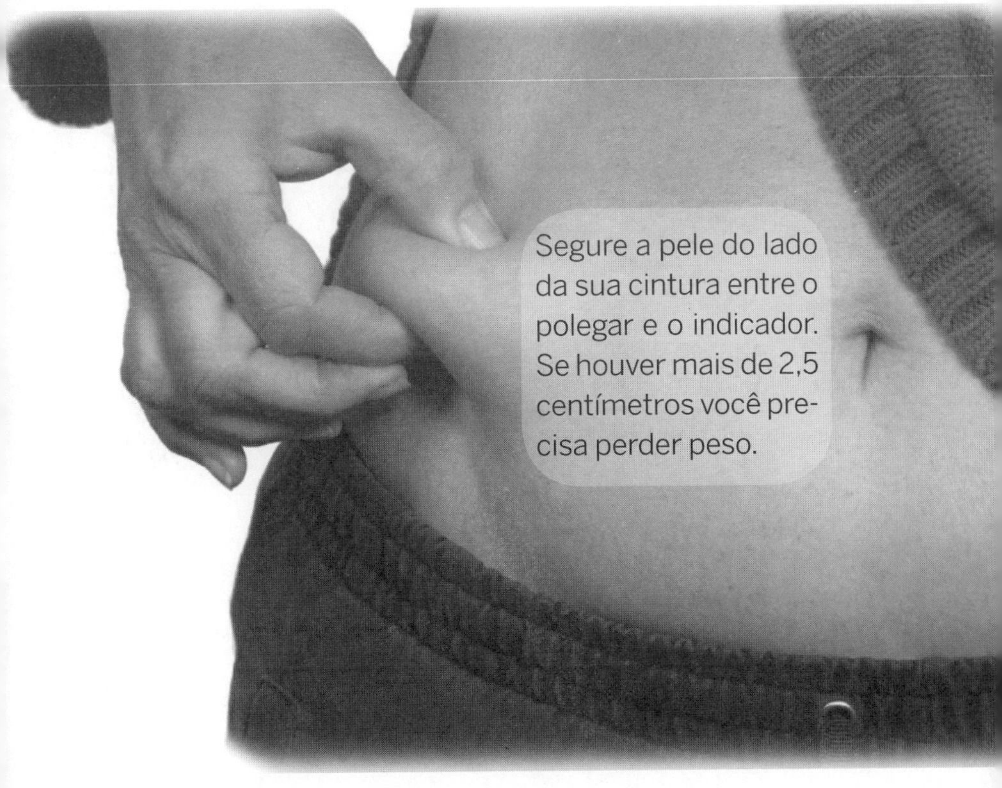

Segure a pele do lado da sua cintura entre o polegar e o indicador. Se houver mais de 2,5 centímetros você precisa perder peso.

Principais efeitos da mudança de estilo de vida

Grandes benefícios para os lipídios por causa de	Diminuição do LDL-C	Diminuição dos triglicerídeos	Aumento de HDL-C
Diminuição de gordura saturada	✔	✔	
Diminuição do colesterol na dieta	✔		
Diminuição do peso se estiver acima do peso	✔	✔	✔
Aumento da atividade física	✔	✔	✔
Abandono do fumo			✔

Diminuição do estresse

O estresse é um fator que contribui para o aumento dos níveis de colesterol.

O estresse é responsável por secreção excessiva de adrenalina, hormônios da tiróide e do rim. Além disso, através de vários mecanismos, acontece um aumento no colesterol e na pressão sanguínea. O endurecimento das artérias e mais depósitos de gordura também ocorrem. Portanto, as chances de ter um ataque do coração ou derrame aumentam.

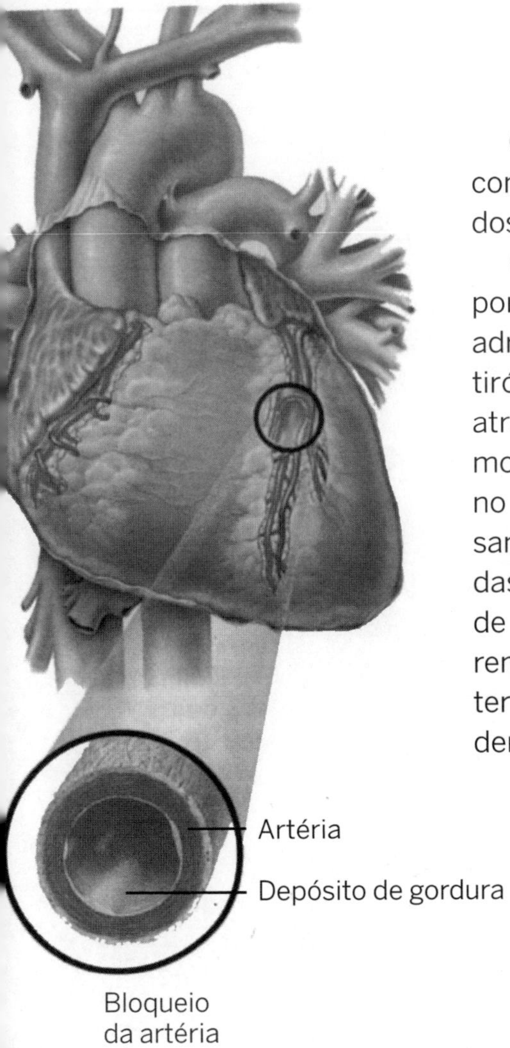

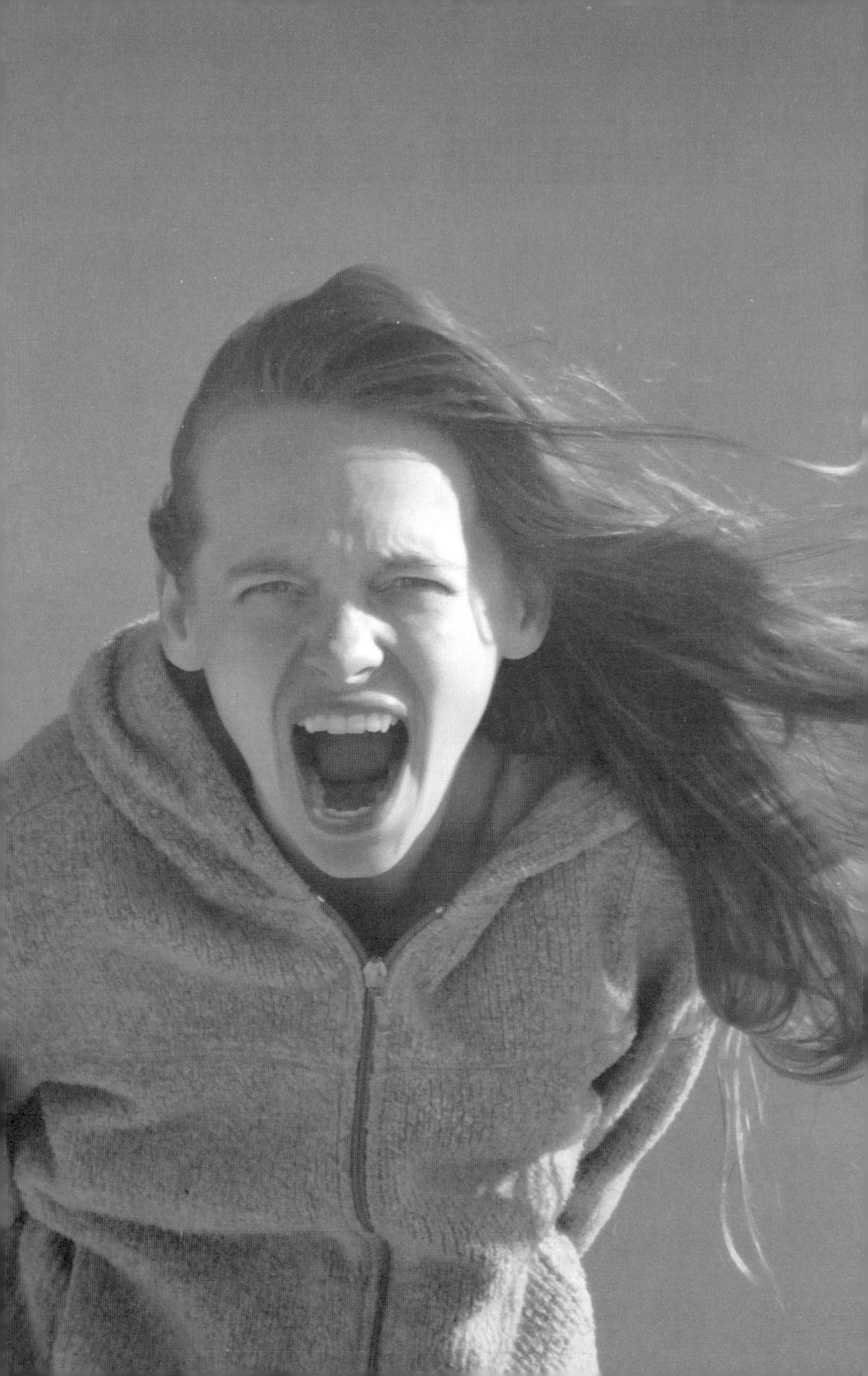

Como lidar com o estresse

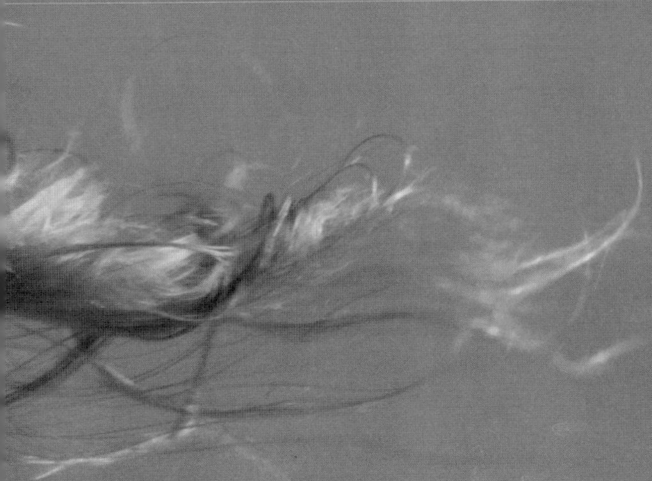

- Evite o estresse crônico.
- Mude sua atitude – as situações podem não mudar, mas você pode.
- Não se estresse consigo mesmo.

Técnicas para desestressar

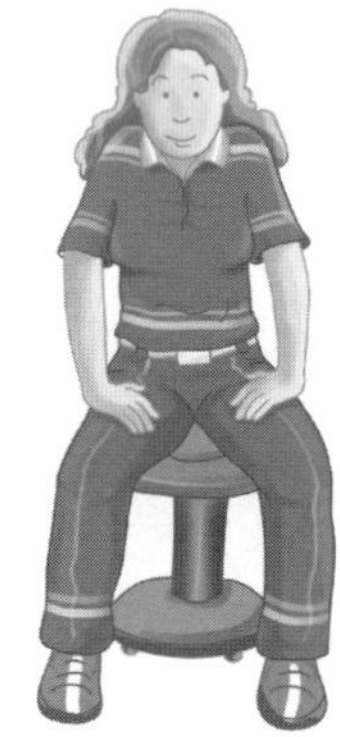

Exercícios: Trabalhar em um escritório geralmente demanda longas horas numa mesa em frente ao computador. Isso resulta numa postura errada e estresse. Você pode realizar estes exercícios para ajudar a diminuir o estresse enquanto trabalha:

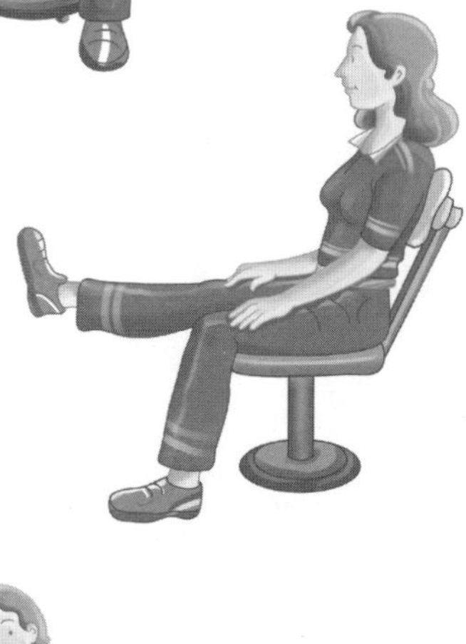

- Rotação da cabeça
- Encolhimento dos ombros
- Alongamento das costas
- Alongamento das pernas e calcanhares
- Massagens nos músculos tensos
- Caminhar bastante pelas mesas ou no corredor

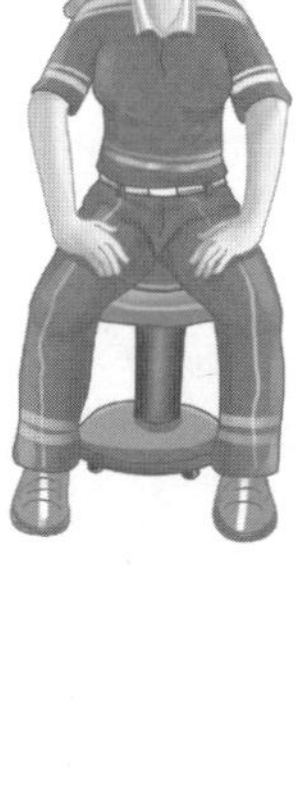

Pensamento positivo: tenha sempre pensamentos honestos, positivos e específicos.

Rir: Desfrute de uma boa risada lembrando de casos engraçados da sua vida.

Distraia-se: Durante longas e pesadas horas de trabalho, diminua o estresse observando a janela ou bebendo um pouco de água. Você pode fazer alguns exercícios de alongamento enquanto está sentado. Isso ajuda a quebrar a monotonia do trabalho.

Imagens mentais: Relaxe imaginando coisas boas (como uma viagem de férias). Diminua o nível de barulho ao redor.

Exercícios saudáveis

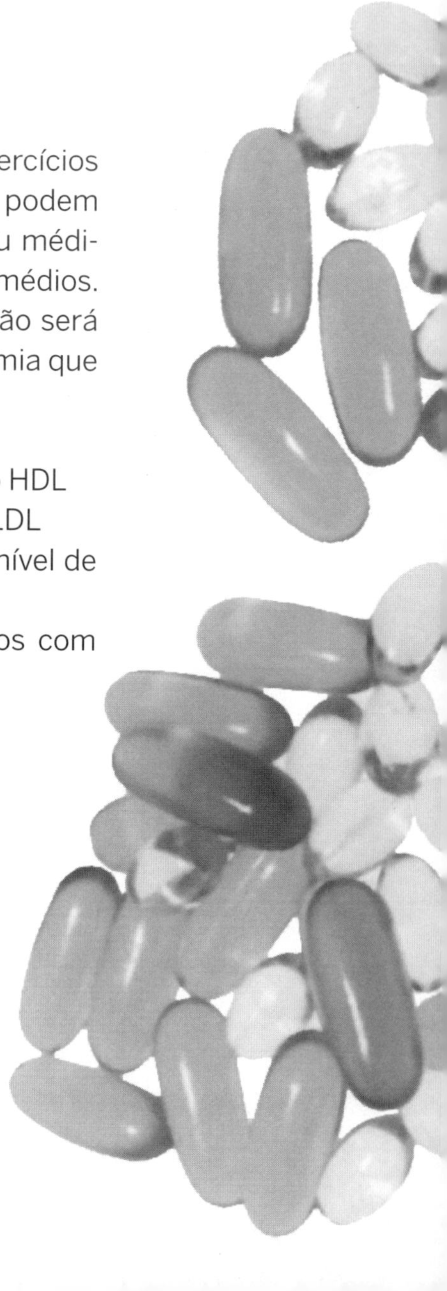

Uma dieta apropriada, exercícios e mudanças no estilo de vida podem reduzir o colesterol, mas o seu médico pode também receitar remédios. A decisão sobre usar medicação será baseada no tipo de hiperlipidemia que você tiver. Por exemplo:

- Alto colesterol com baixo HDL
- Alto colesterol com alto LDL
- Alto colesterol com alto nível de triglicerídeos
- Alto nível de triglicerídeos com baixo HDL

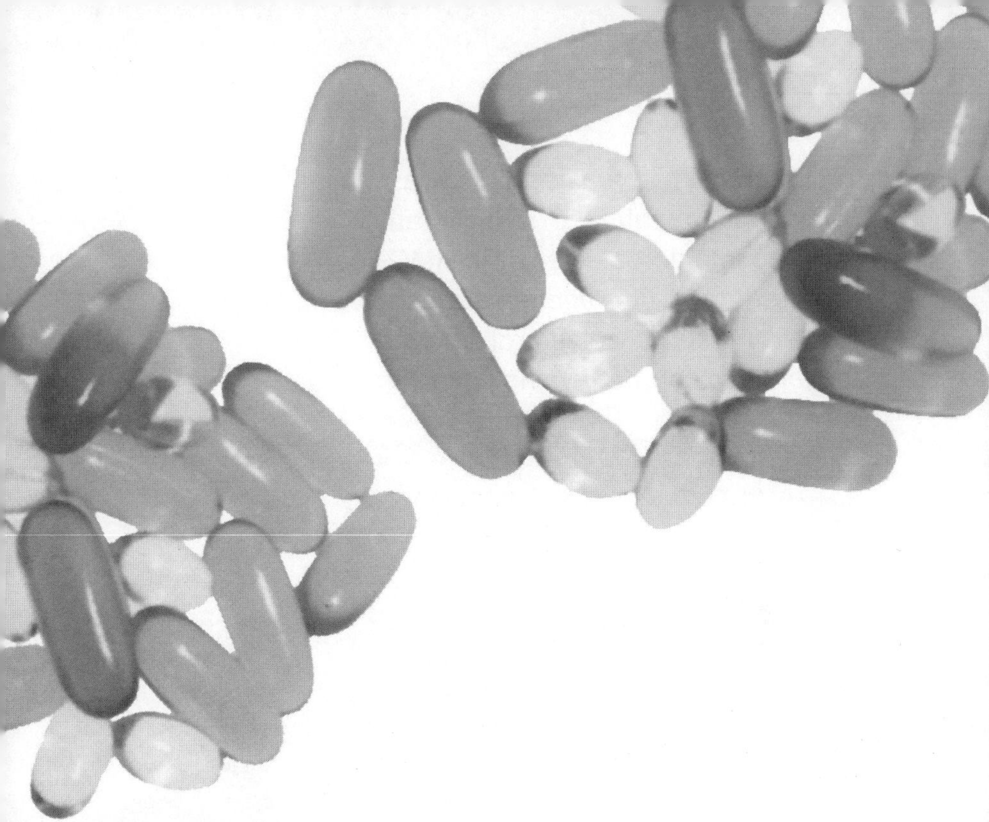

A medicação indicada pode conter:

- Estatinas
- Fibratos
- Genfibrozila
- Niacina
- Ezetimiba
- Qualquer outra combinação dos medicamentos acima

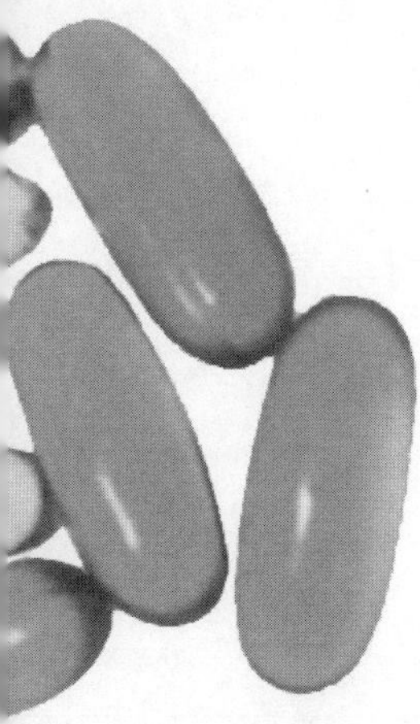

Estatinas (atorvastatina, sinvastatina, pravastatina e rosuvastatina) são inibidores da enzima HMG-CoA redutase. Eles agem bloqueando a síntese de colesterol através de inibição competitiva no fígado.

A regra do 60

- < 60 mg/dl LDL
- > 60 mg/dl HDL
- 60% de redução no risco de doenças cardiovasculares

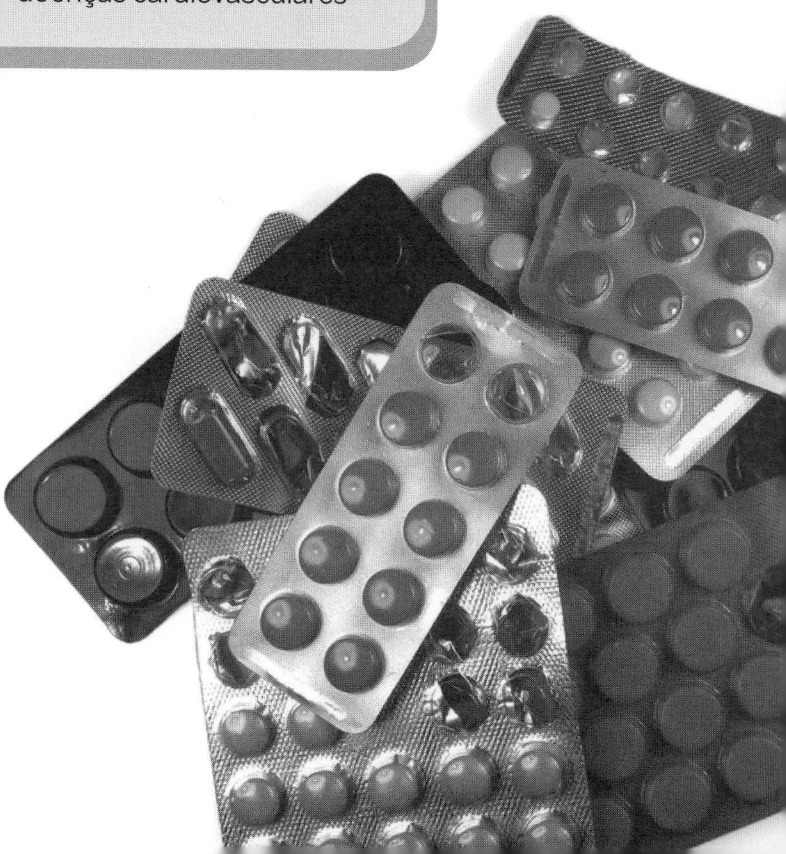

Você sabia?

Você sabia que os bebês não desenvolvem aterosclerose?

Isso porque o LDL-C deles é menor que 50 mg/dl.

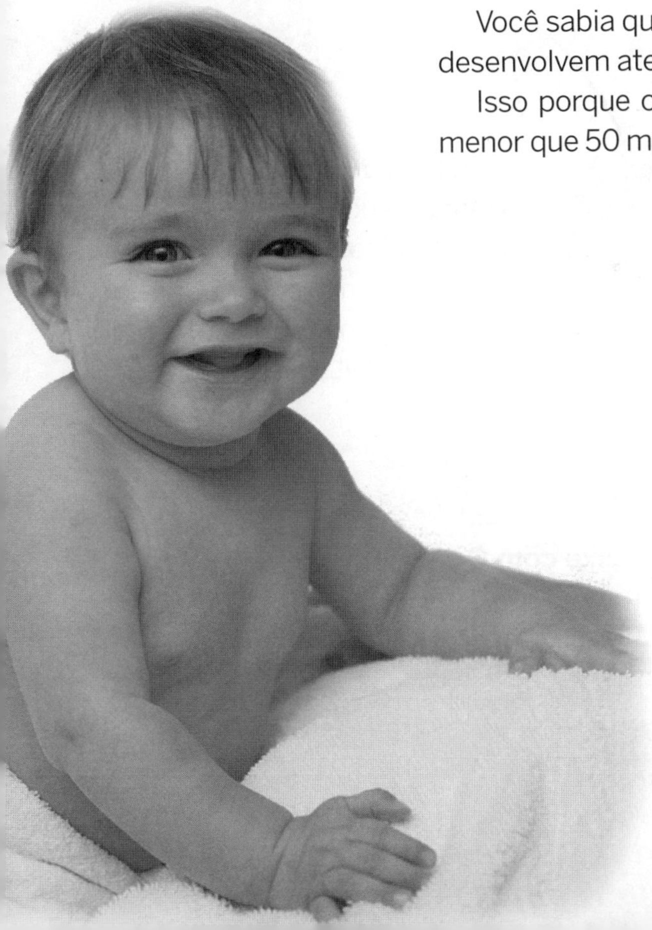

Inibidores de absorção de colesterol

Ezetimiba: inibe a absorção de colesterol de modo seletivo. Não interfere com a absorção de ácidos graxos e vitaminas lipossolúveis.

Derivados do ácido nicotínico: Ajudam a diminuir os triglicerídeos e os níveis de colesterol no plasma. Também ajudam no aumento dos níveis de HDL-C.

Óleos de peixe com Ômega 3: Ajudam a reduzir os níveis de colesterol e triglicerídeos do plasma.

Fenofibrato: Ajuda a diminuir os triglicerídeos. 15% do colesterol apenas pode ser diminuído com esta medicação.

Bezafibrato: Ajuda a inibir a síntese endógena de colesterol ao aumentar receptores específicos de LDL, que resulta no aumento do seu catabolismo. Também ajuda no aumento do HDL-C.

Genfibrozila: Também diminui os níveis de triglicerídeos, colesterol e LDL-C, além de ajudar no aumento do HDL-C.

! Dependendo do paciente, os remédios de redução de lipídios podem ter efeitos colaterais. Nunca faça automedicação: um médico sempre deve ser consultado.

Mitos e Fatos

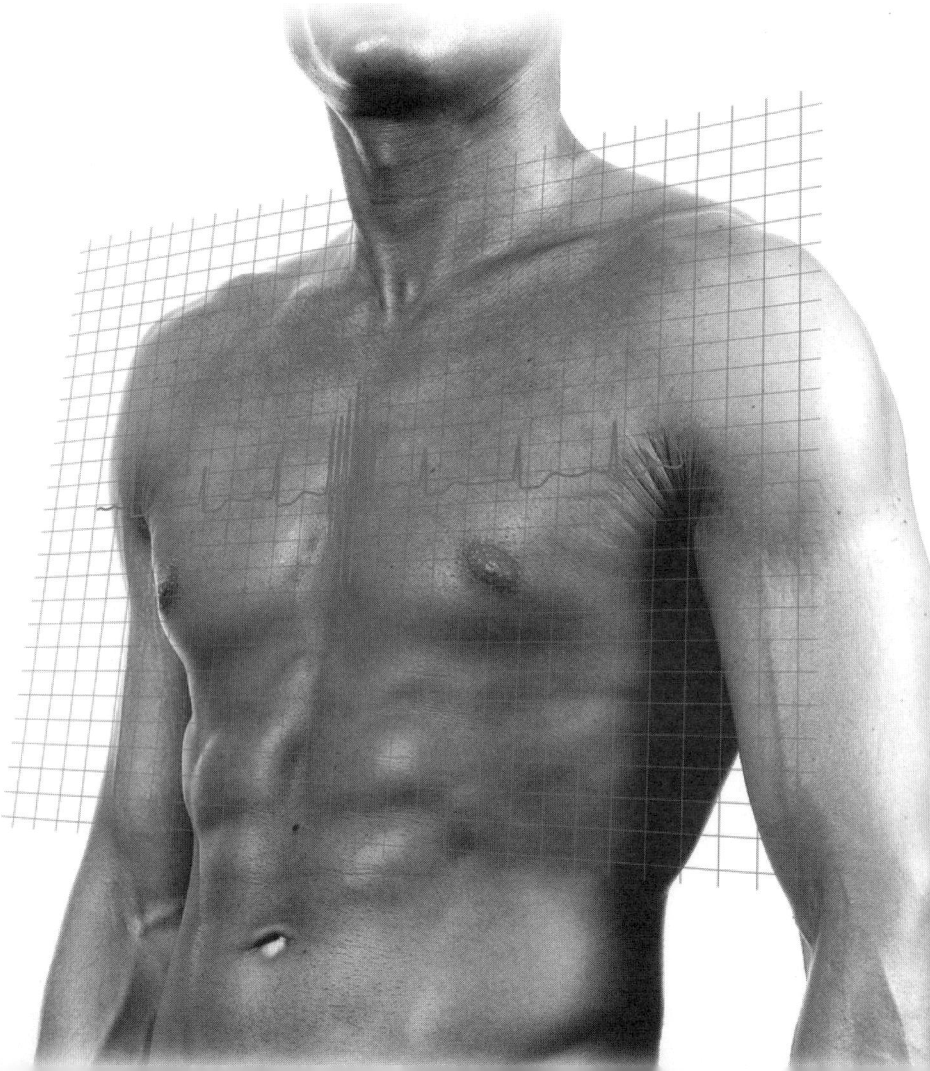

Mito

Um nível total de colesterol de 240 mg/dl é aceitável.

Fato

O total de colesterol deve ficar abaixo de 200 mg/dl. O LDL (o mau colesterol) deve ficar abaixo de 130 mg/dl. Se você sofre de doenças cardíacas ou diabetes, o LDL deve ficar abaixo de 100 mg/dl. Além disso, se o seu HDL (o bom colesterol) está abaixo de 40 mg/dl, seu risco de desenvolver doenças cardiovasculares aumenta.

Mito

Os óleos vegetais são bons para o coração.

Fato

Nem todos os óleos vegetais podem ser bons para o coração. O azeite de dendê e o óleo de coco possuem muita gordura saturada e podem aumentar o colesterol. As chamadas "gorduras trans", os óleos vegetais parcialmente hidrogenadas encontrados em alimentos cozidos e margarina, também são conhecidos por aumentar o colesterol. Os óleos vegetais como os de oliva, colza e mostarda contêm basicamente gorduras monoinsaturadas e poliinsaturadas e são bons em quantidades recomendadas.

Mito

O bom colesterol (HDL) pode apenas ser aumentado por determinados remédios.

Fato

O bom colesterol (HDL) pode ser aumentado com exercícios físicos (em torno de meia hora por dia), parando de fumar e perdendo peso. A medicação é recomendada se, mesmo após essas práticas, o HDL continuar baixo.

Agora é com você!

O alto colesterol não precisa ser uma maldição. A gestão cuidadosa da dieta, exercícios físicos apropriados e um estilo de vida equilibrado podem ajudar a diminuir o colesterol até níveis aceitáveis para que você possa viver uma vida saudável e frutífera.

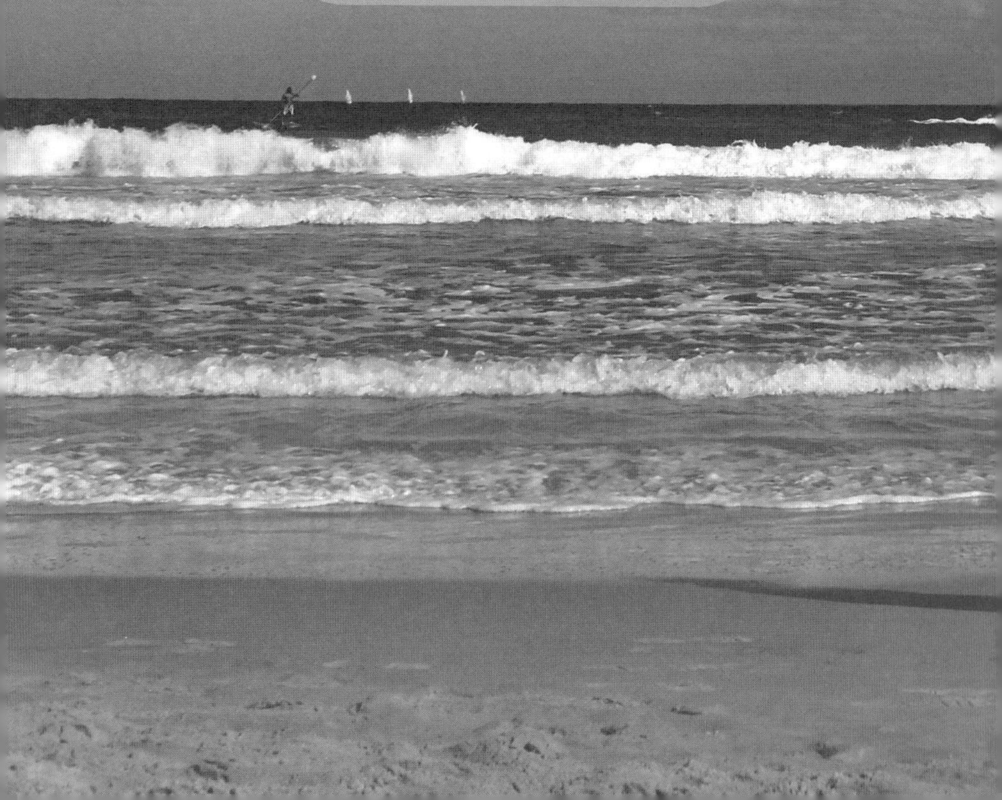

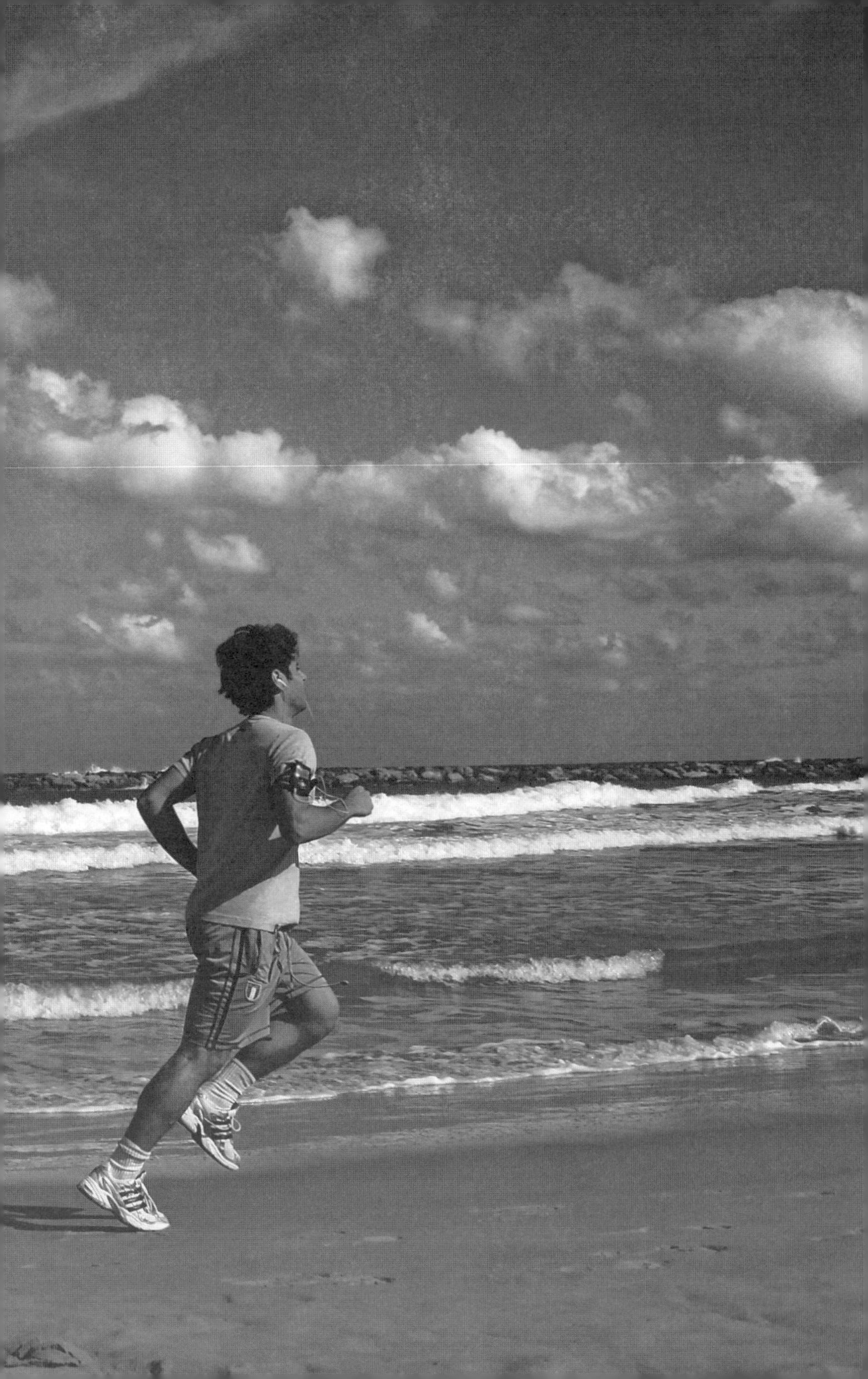

CTP – Impressão e acabamento: CLY.